医
职业知识与技能

普通患者卷

陈美珍

张　璟◎主编

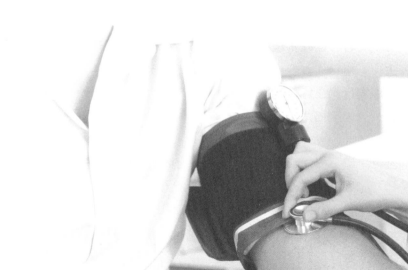

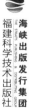

海峡出版发行集团
福建科学技术出版社

图书在版编目 (CIP) 数据

医疗护理员职业知识与技能 . 普通患者卷 / 陈美珍，张璟主编 . —福州：福建科学技术出版社，2023.11

ISBN 978-7-5335-7059-0

Ⅰ . ①医… Ⅱ . ①陈… ②张… Ⅲ . ①护理学－技术培训－教材 Ⅳ . ① R47

中国国家版本馆 CIP 数据核字（2023）第 124927 号

书　　名	医疗护理员职业知识与技能——普通患者卷	
主　　编	陈美珍　张璟	
出版发行	福建科学技术出版社	
社　　址	福州市东水路76号（邮编350001）	
网　　址	www.fjstp.com	
经　　销	福建新华发行（集团）有限责任公司	
印　　刷	福州万紫千红印刷有限公司	
开　　本	720毫米×1020毫米　1/16	
印　　张	13	
字　　数	211千字	
版　　次	2023年11月第1版	
印　　次	2023年11月第1次印刷	
书　　号	ISBN 978-7-5335-7059-0	
定　　价	88.00元	

书中如有印装质量问题，可直接向本社调换

本系列教材为 2018 年福建卫生职业技术学院应用技术协同创新重点项目"康养照护技术课程开发及应用"（项目编号 2018-2-1）研究成果。

"医疗护理员职业知识与技能"系列教材
编审委员会

主任委员：郑翠红

副主任委员：龚海蓉　王宪宁　郑添超

委员（以姓氏笔画为序）：

马　勇　陈美珍　陈颖萍　张　璟　贾箐箐　蔡丽娇

医疗护理员职业知识与技能——普通患者卷
编委会

主　编：陈美珍　张　璟

副主编：马　勇

编　者（以姓氏笔画为序）：

马　勇　福建瑞泉护理服务有限公司

刘菲菲　福建卫生职业技术学院

吴羽楠　福建卫生职业技术学院

吴美丹　福建卫生职业技术学院

陈美珍　福建卫生职业技术学院

张　璟　福建卫生职业技术学院

林晓琼　福建卫生职业技术学院

柳　青　福建瑞泉护理服务有限公司

贾箐箐　福建卫生职业技术学院

梅阳阳　福建卫生职业技术学院

曾旭婧　福建卫生职业技术学院

前 言
PREFACE

随着社会经济的发展，民众的生活水平不断提高，越来越多的住院患者选择医疗护理员为其提供生活照护。医疗护理员是医疗辅助服务人员之一，主要从事辅助护理工作，在患者照护工作方面，其作用不可或缺。

为贯彻落实国家卫生健康委员会等5部门联合发布的《关于加强医疗护理员培训和规范管理工作的通知》（国卫医发〔2019〕49号）要求，加强医疗护理员人才队伍建设，提高从业人员对患者提供辅助护理服务的职业知识与技能，进一步提升服务质量和工作能力，编写组编写了"医疗护理员职业知识与技能"系列教材。

该教材以国家卫生健康委员会等5部门发布的《医疗护理员培训大纲(试行)》为基础编写，共三卷，分别为普通患者卷、老年患者卷和孕产妇及新生儿卷。普通患者卷包括医疗护理员的职业认知、生活照护、消毒隔离、病情观察与用药知识、康复照护、安全与急救照护及安宁疗护等内容；老年患者卷包括老年人照护岗位认知、老年人照护基础知识、老年人生活照护内容及要求、老年人常见疾病及照护要求、老年人用药照护、老年人康复照护与临终关怀等内容；孕产妇及新生儿卷包括法律法规与规章制度、产科常见疾病、产妇护理基础、正常新生儿特点、患病新生儿护理、新生儿日常照护及新生儿意外伤害的预防和应对措施等内容。

本教材通俗易懂，图文并茂，重点突出，多方位介绍医疗护理员所需基本知识和基本技能。适合用于医疗护理员、行业管理者、患者、家属和照护者使用，亦推荐作为医疗护理员规范化职业技能培训的参考教材。

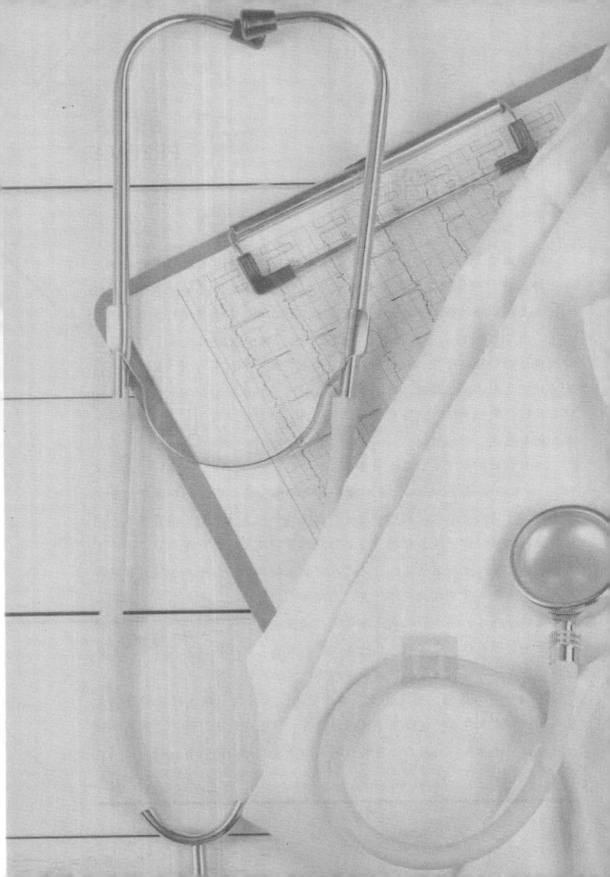

目 录
CONTENTS

1 第一章
职业认知

第一节　医疗护理员职业规范 ················ 3
　　一、医疗护理员的工作任务 ·········· 3
　　二、医疗护理员的职业道德 ·········· 4
　　三、医疗护理员的职业礼仪 ·········· 5
　　四、医疗护理员的沟通技巧 ·········· 8

第二节　医疗护理员职业安全与防护 ········ 11
　　一、常见的危险因素 ················ 11
　　二、常见职业损伤的防护 ············ 12

第三节　管理条例 ···················· 14
　　一、《医疗机构管理条例》 ·········· 14
　　二、《医院感染管理办法》 ·········· 14
　　三、《医疗废物管理条例》 ·········· 15

17 第二章
生活照护

第一节　饮食照护 ···················· 19
　　一、协助患者进食（水） ············ 19
　　二、常见鼻饲饮食及鼻饲喂食帮助 ······ 23

第二节　卧位照护 ………………………… 28

　一、卧位摆放 ……………………… 28

　二、更换卧位 ……………………… 31

　三、压力性损伤的预防与护理 ………… 36

第三节　移动照护 ………………………… 39

　一、协助患者离床活动 ……………… 39

　二、协助运送患者 …………………… 42

第四节　清洁照护 ………………………… 51

　一、口腔清洁 ……………………… 51

　二、头发清洁 ……………………… 54

　三、皮肤清洁 ……………………… 57

　四、协助更衣 ……………………… 67

　五、会阴部清洁 …………………… 70

　六、清理床单位 …………………… 73

第五节　睡眠照护 ………………………… 82

　一、睡眠的相关知识 ………………… 82

　二、失眠 …………………………… 84

　三、促进睡眠的措施 ………………… 84

第六节　排痰照护 ………………………… 86

　一、协助有效咳嗽 …………………… 86

　二、协助叩背 ……………………… 87

　三、协助雾化吸入 …………………… 89

第七节　排泄照护 ………………………… 92

　一、协助使用尿壶 …………………… 92

二、协助使用便盆 …………………… 94

三、协助使用尿片 …………………… 96

四、协助使用坐便器 ………………… 99

五、简易通便 ……………………… 101

六、协助留取尿、粪标本 …………… 103

七、排尿、排便异常的照护 ………… 106

第八节 冷热应用 ………………………109

一、冷热应用基本知识 ……………… 109

二、冷热应用 ……………………… 110

117

第三章
消毒隔离

第一节 环境与物品的清洁和消毒 …………119

一、含氯消毒剂消毒法 ……………… 119

二、紫外线灯消毒法 ………………… 120

三、75% 乙醇消毒法 ………………… 120

第二节 手卫生 …………………………122

一、手卫生相关知识 ………………… 122

二、洗手 …………………………… 122

三、卫生手消毒 …………………… 125

第三节 隔离技术 ………………………126

一、戴（脱）口罩 …………………… 126

二、戴（脱）手套 …………………… 128

三、穿（脱）隔离衣 ………………… 130

第四节　垃圾分类与管理 …………………133
　　一、相关概念 ………………… 133
　　二、医疗垃圾的处理及注意事项 ……… 133
　　三、生活垃圾的分类与处理 ………… 133

135　**第四章
病情观察与用药知识**

第一节　病情观察 …………………137
　　一、生命体征的观察 ………… 137
　　二、体温的测量 ………… 139
　　三、排泄的观察 ………… 142
　　四、出入液量的观察 ………… 144

第二节　中药服药知识 …………………147
　　一、中药汤剂的服药知识 ………… 147
　　二、中成药的服用方法 ………… 149
　　三、服药时间和服药剂量 ………… 150

151　**第五章
康复照护**

第一节　良肢位摆放 …………………153
　　一、良肢位摆放相关知识 ………… 153
　　二、良肢位摆放操作 ………… 153

第二节　肢体功能锻炼 …………………156
　　一、肢体功能锻炼相关知识 ………… 156

二、关节活动度训练操作 ················· 157

163 第六章
安全与急救照护

第一节　预防跌倒与急救照护 ················· 165
一、跌倒相关知识 ················· 165
二、跌倒的防范措施 ················· 165
三、跌倒的急救照护 ················· 166

第二节　预防坠床与急救照护 ················· 169
一、坠床相关知识 ················· 169
二、坠床的防范措施 ················· 169
三、常用保护具的使用方法 ················· 170
四、坠床的急救照护 ················· 172

第三节　预防噎食与急救照护 ················· 173
一、噎食相关知识 ················· 173
二、噎食的防范措施 ················· 174
三、噎食的急救照护 ················· 174

第四节　预防误吸与急救照护 ················· 177
一、误吸相关知识 ················· 177
二、误吸的防范措施 ················· 177
三、误吸的急救照护 ················· 178

第五节　预防烫伤与急救照护 ················· 179
一、烫伤相关知识 ················· 179
二、烫伤的防范措施 ················· 179

三、烫伤的急救照护 ……………………180

第六节 预防管路滑脱与应急照护 …………181

一、管道滑脱相关知识 ……………………181

二、管道滑脱的防范措施 …………………181

三、管道滑脱的初步处理 …………………182

第七节 停电及火灾应急预案 ………………183

一、停电应急预案 …………………………183

二、火灾应急预案 …………………………183

第八节 心肺复苏术 …………………………184

一、心肺复苏相关知识 ……………………184

二、心肺复苏术操作 ………………………184

189 **第七章**
安宁疗护

第一节 安宁疗护内容 ………………………191

一、安宁疗护的概述 ………………………191

二、安宁疗护的命名和概念 ………………191

三、安宁疗护的内涵和理念 ………………191

第二节 安宁疗护的照护要点 ………………193

一、症状控制 ………………………………193

二、舒适照护 ………………………………194

三、心理支持和人文关怀 …………………194

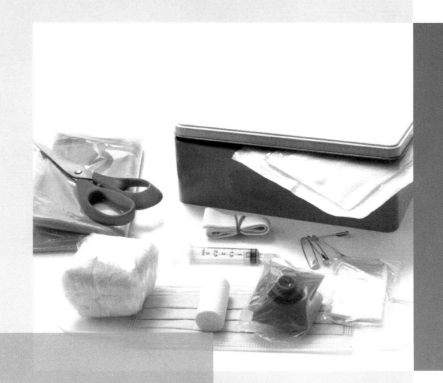

第一章
职业认知

第一节　医疗护理员职业规范

职业规范是根据职业的活动内容,对从业人员工作能力水平的规范性要求。它是衡量劳动者从业资格和能力的重要尺度。职业规范要求医疗护理员除所需的专业知识和技能外,还应达到相应的职业条件,如教育水平、身体状况等,以及应该具备的职业素质包括职业道德、职业礼仪等。

一、医疗护理员的工作任务

(一)　医疗护理员的概念

根据《中华人民共和国职业分类大典(2015年版)》,医疗护理员是医疗辅助服务人员之一,主要从事辅助护理等工作。医疗护理员不属于医疗机构卫生专业技术人员。在医疗机构内,医疗护理员应当在医务人员的指导下,对服务对象提供生活照护、辅助活动等服务;在社会和家庭中可以提供生活照护等服务。医疗护理人员可在医院、养老机构、临终关怀机构、社区卫生服务中心、家庭等场所提供服务。

根据2019年中华人民共和国国家卫生健康委员会、中华人民共和国财政部等联合印发《关于加强医疗护理员培训和规范管理工作的通知》(以下简称《通知》),医疗护理员可分三类:以普通患者为主要服务对象的医疗护理员、以老年患者为主要服务对象的医疗护理员和以孕产妇和新生儿患者为主要服务对象的医疗护理员。

《通知》提出,强化职业素质培训,将职业道德、法律安全意识以及保护服务对象隐私等纳入培训全过程,注重德技兼修。《通知》明确要加强医疗护理员的规范管理:要规范聘用,明晰责任,医疗机构应当使用培训合格的医疗护理员从事相应工作,合法、规范用工;要明确职责,保障质量,严禁医疗护理员从事医疗护理专业技术性工作,切实保障医疗质量和安全;要加强管理,维护权益,聘用医疗护理员的医疗机构要建立相应管理制度,明确医疗护理员的工作职责和职业守则,制定服务规范等。

（二）　医疗护理员的工作内容

1. 提供患者基本生活照顾

根据患者自理能力和需求，为患者提供各种基本的生活照顾，如剪指甲、梳头、协助排便、保暖等。

2. 做好患者清洁卫生

协助不同病情的患者进行洗手、洗脸、刷牙、洗脚、擦浴等活动，保证面部、口腔、手、足以及会阴等全身各部位的清洁，及时更换患者床单、衣物，保证周围环境的清洁卫生。

3. 协助患者活动

在医务人员指导下，协助患者进行必要的活动，如为不能自主活动的患者翻身、按摩；协助行动不便的患者坐起或床旁活动等。

4. 协助患者进食、进水

协助患者进水、进食，保证水、食物、餐具的卫生，做好饭前、饭后的患者清洁工作。如患者有特殊的饮食要求，配合医护人员做好饮食护理。

5. 陪伴患者，提供必要的心理护理

患者因生病会紧张、焦虑、失落……产生各种情绪波动，医疗护理员应了解患者心理、情绪变化，倾听患者倾诉，对患者进行开导，鼓励患者积极面对。

6. 观察患者病情，及时告知医生护士

患者提出有不适或观察到病情有所变化，医疗护理员应及时告知医生、护士。

7. 协助医护人员工作

医疗护理员可协助医护人员开展一些简单的医疗活动，如晨间护理，收集和送检大小便、痰液标本等工作。

二、医疗护理员的职业道德

职业道德是指在一定职业活动中应遵循的、体现一定职业特征的、调整一定职业关系的职业行为准则和规范。

医疗护理员具备良好的职业道德，有利于医疗护理员与患者之间建立良好的人际关系，可以提高工作质量，维护和提高行业的信誉。

（一）　关爱患者，热情服务

患者由于生病，会有不同程度的身体、心理上的痛苦，医疗护理员要同情、理解患者，关心、尊重患者。在提供服务时要积极主动，让患者和家属感受到护理员尊重、爱心等良好的工作态度，有利于双方的相互理解与配合。

（二）　尽职尽责，严谨慎独

医疗护理员的工作关乎患者健康，健康所系、性命相托。工作中稍有不慎，可能会增加患者痛苦甚至带来危险。因此，医疗护理员在工作过程中要认真负责、严谨踏实，无论是否有他人监督，都需要遵守道德准则、规章制度，用良心做事。

（三）　态度和蔼，言行有矩

在工作中，医疗护理员对患者和家属要态度和蔼，使用文明用语，做到举止端庄得体、讲文明懂礼貌。

（四）　遵纪守法，严守隐私

遵守各项法律法规，以及工作中的各项规章制度。尤其强调在工作中保护患者隐私，不向他人泄露患者信息，如开展会阴部清洁等工作时，注意屏风、床帘遮挡。

三、医疗护理员的职业礼仪

（一）　仪容礼仪

工作中的仪容仪表非常重要，它反映出一个人的精神状态和礼仪素养，是人们交往中的第一形象。仪容指的是人的容貌，包括头发、面部、表情、服饰等。

1. 头面部礼仪

（1）整洁卫生：清洁卫生是仪容礼仪的基本要求。医疗护理员应该养成良好的卫生习惯，勤清洁，做好个人卫生，保持整体形象的整齐、洁净、无异味。尤其要做好手卫生，勤洗手，勤剪指甲。定期理发，常梳理头发，不得蓬头垢面。

（2）适当修饰：容光焕发、充满活力，可以给他人留下良好的印象。可以进行适当的头面部修饰。面部可化淡妆，切忌浓妆艳抹。根据自己的体型、脸型、年龄、气质等选择发型、发色。发型宜简洁、优雅，发色应端庄、大方，整体上体现出稳重、干练。

2. 表情礼仪

（1）微笑：微笑是世界各地通用的情感沟通手段，它传递尊重、爱、友好、期待与赞许。微笑时双唇轻启，牙齿半露，眉梢上推，脸部肌肉平缓向上、向后舒张。微笑应发自内心，真诚、亲切、友善，同时也需要契合情景与对象。

（2）眼神：眼神柔和、亲切坦然，自然流露出真诚。与他人交流时，眼睛礼貌正视他人，不左顾右盼，眼睛注视对方的脸部三角部位，即双眼至嘴之间，注视时间不宜过长，眼神要配合所表达的情感。

3. 服饰礼仪

服饰礼仪是人们在交往过程中为了相互表示尊重与友好，达到交往的和谐而体现在服饰上的一种行为规范。着装应整洁、和谐，要符合自己所处的时间、地点和目的。工作中应着制服，保持整洁合体，扣子整齐不缺；佩戴好胸牌，不得反面佩戴；鞋子软底轻便，穿与肤色接近的袜子，不宜穿靴子、拖鞋。如无规定制服，也应保证服装简约、端庄、便利。

（二）　仪态礼仪

医疗护理员良好的仪态、举止可以赢得人们的称赞与好感。仪态举止应自然大方、得体适度，体现良好的修养与风度，同时体现出对他人的尊重和友善。

1. 站姿

头正肩平、下颌微收、胸挺腹收，双手自然下垂于身体两侧或叠放相握于腹部，双脚与双腿并拢或稍微分开（图1-1）。

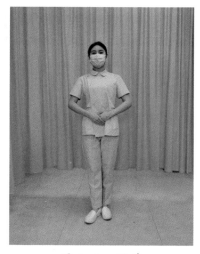

图1-1　站姿

2. 坐姿

上身挺直，两臂自然完全放在腿上，两腿稍靠拢，坐于椅面 1/2 至 2/3 处（图 1-2）。

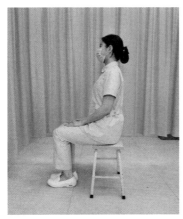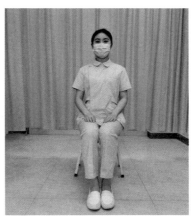

图 1-2 坐姿

3. 走姿

抬头挺胸、两肩平稳，两臂自然摆动，步幅适中，匀速前进（图 1-3）。

4. 工作姿势

（1）转动病床摇把：调整病床角度，转动摇把时，医疗护理员需采用蹲姿。下蹲时，上身挺直，身体与地面保持垂直，右足后退半步，双膝自然并拢（图 1-4）。

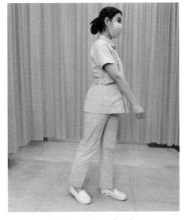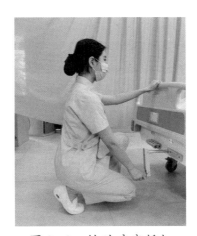

图 1-3 走姿   图 1-4 转动病床摇把

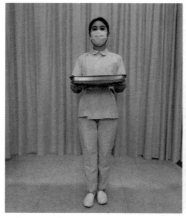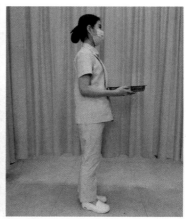

图 1-5　端物

（2）端物：端餐盘等物品时，上身同站姿要求，双手持物品两侧，曲肘，双肘靠近身体，前臂与上臂呈 90°，所端物品距前胸约 5cm，取放、行走平稳（图 1-5）。

（3）推轮椅：抬头挺胸、两肩平稳，双手握住轮椅扶手，平稳匀速前进（图 1-6）。

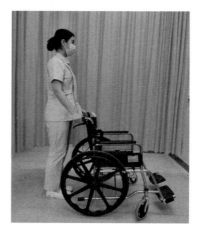

图 1-6　推轮椅

四、医疗护理员的沟通技巧

（一）　医疗护理员沟通要求

1. 热情主动

医疗护理员在沟通中要热情主动，见到患者、家属或医务人员，要主动打招呼；要关心患者身体状况，主动询问病情。

2. 文明礼貌

医疗护理员在沟通中要多使用文明用语："您好""再见""谢谢"等。沟通过程中不讲粗话，不骂人，不大声喧哗，不做粗俗手势。

3. 体现尊重

尊重患者与家属，使用合适的称呼；保护患者、家属隐私，不随意探听；换位思考，具备同理心。

（二） 沟通技巧

1. 语言沟通

语言沟通就是人们运用语言来表达情意的活动，是一种以交流信息为基本功能的沟通行为。

1）语言沟通的要求

（1）规范：说普通话，使用文明用语，如"请""您好""谢谢""再见"等。

（2）尊重：尊重患者，平等沟通。例如称谓的选择上，注意对患者的尊重。

（3）情感：言语和气、语音温柔、语气亲切、态度谦和。

（4）艺术：通过语言沟通，拉近与患者的距离、化解矛盾，展示语言的魅力。

2）语言沟通的技巧

（1）倾听：交谈时需要全神贯注地接收和感受对方在交谈中发出的全部信息。不要随意打断谈话，不能漫不经心、左顾右盼；不要急于评论和判断；仔细体会"弦外之音"，了解对方的真实意思；为表示自己在倾听，可以点头或轻声说"嗯""是"。

（2）核实：在倾听的过程中，为了核实自己的理解是否准确而采用的交谈技巧。可以再次重复对方的话语，确认是否有误；也可以进行询问，"请您再说一次。"或"我还没有完全了解您的意思，您能否具体告诉我？"

（3）沉默：适当的情境中使用沉默，如患者在倾诉时，思考如何解决问题时，患者情绪激动时……

（4）移情：从患者的角度，感受和理解他的感情。移情的能力在与患者沟通中尤为重要。

（5）鼓励：真诚地鼓励患者，适时地鼓励可以增强患者战胜疾病的信心，同时建立有效的沟通。

3）注意事项

（1）有利于交谈的态度：充满兴趣，真诚友善；面带微笑，轻松自然；谦虚多礼，虚心戒骄；多听多想，幽默风趣。

（2）不利于交谈的态度：武断专横，妄下结论；自以为是，傲慢自大；争强好胜，不容别人；态度生硬，情感淡漠。

2. 非语言沟通

除使用言语进行沟通，也应利用语言以外的其他沟通元素进行信息的传递。例如语音、语调、说话速度，身体姿势、动作等都应传达出诚恳、亲切的态度。

第二节 医疗护理员职业安全与防护

职业防护是指医疗护理员在工作过程中采取有效措施，以保护自身免受职业暴露中的危险因素的侵袭或将所受伤害降到最低程度。

一、常见的危险因素

（一） 生物因素

医疗护理员最常见的职业危险因素是生物性因素，工作环境中常见的生物性有害因素有细菌、病毒、真菌等，这些有害因素可能存在于患者的分泌物、排泄物、引流物及用过的衣物和器具中。

（二） 物理因素

1. 锐器伤

由利器刺伤皮肤导致出血的皮肤损伤。工作中接触注射器针头、缝针、各种穿刺针、手术刀、剪刀、碎玻璃、安瓿等都可能造成锐器伤。

2. 负重伤

在移动患者、搬运重物的过程中易造成负重伤。当身体负担过大或用力不合理时，所导致的肌肉、骨骼或关节的损伤。

3. 温度性损伤

帮助患者加热食物，倒开水，准备热水袋、冰袋、暖手宝，协助患者使用红外线灯等过程中操作不当，过冷或过热的刺激可能会造成冻伤或烫伤。

（三） 化学因素

1. 消毒剂

过量接触或不规范使用消毒剂，可能会造成皮肤发痒、流泪、气喘等，严重者可造成肝、肺甚至神经系统的损害。

2. 药物

抗生素、化疗药等药物接触过多，可引起白细胞数量减少、流产率增高，严重者会出现致癌、致畸、致基因突变等损害。

3. 汞

水银体温计和血压计破损导致汞泄露，若未及时清理、通风不良、温度过高，可能产生消化系统、神经系统、呼吸系统、泌尿系统的症状和皮肤表现。

二、常见职业损伤的防护

（一）　生物性损伤的防护

1. 切断传播途径

勤洗手，尤其在接触患者食物、分泌物、排泄物后应立即按七步洗手法清洗双手。必要时戴手套、口罩，按规范穿脱手套，避免直接用手接触污染物。口罩应定时更换、遮住口鼻。当可能发生血液或其他污染物喷溅等情况时，还可戴护目镜、面罩，穿隔离衣。

2. 规范处理医疗废物和排泄物

医疗废物应分类收集、规范盛装。医疗废物外面有明显的警示标识和警示说明，注明医疗废物产生单位、产生日期、类别等。包装物或容器内盛装医疗废物达到 3/4 时，应当使用有效的封口方式，使封口紧实、严密。放入包装物或容器内的感染性废物、病理性废物、损伤性废物不得取出。

3. 定期进行健康体检和免疫接种

定期进行健康检查、建立健康档案。工作前进行乙肝疫苗接种等必要的免疫接种。如已经接触传染病病人，可及时注射相应的免疫球蛋白及补种疫苗。

（二）　物理性损伤的防护

1. 锐器伤的防护

（1）养成良好的习惯：接触锐器应注意安全。

（2）做好个人防护：提高防护意识，做好个人防护。接触患者的血液、体液、分泌物、呕吐物及污染物品时，应戴手套。发现手套有破损时更换。

（3）锐器伤的紧急处理：戴手套者按规程脱去手套。立即捏住伤口近心端，向远心端挤出损伤处的血液，禁止进行伤口的局部挤压。用肥皂水清洗伤口，并用流动的自来水反复冲洗伤口，黏膜处用生理盐水反复冲洗，再用 75% 乙醇或碘伏消毒伤口，待干后贴上无菌敷贴。

2. 负重伤的防护

加强身体锻炼，提高个人体质。工作时避免弯腰，采用良好的工作姿势。必要时使用护腰等劳动保护用品。养成良好的生活习惯，避免不良行为习惯加重骨骼肌肉的损伤。量力而行，避免过重的工作负荷。

3. 温度性损伤的防护

接触温度过低、过高的物品应注意力集中，切勿一边聊天一边操作。必要时使用隔热手套或隔热垫等，避免徒手接触。

（三）　化学性损伤的防护

（1）使用消毒液前先了解使用说明，按规范使用消毒液。使用时戴手套、口罩，避免长时间接触。

（2）抗生素、化疗药物泄漏，应戴上口罩、手套进行清洁，避免徒手接触。及时开门开窗通风。

（3）水银体温计、血压计破裂，处理前先戴好口罩、手套。用纸巾收集碎玻璃，较大颗粒的水银颗粒可用硬纸片或纸板收集，较小颗粒的水银可用滴管收集，避免用扫帚清扫，容易打散水银，可撒上硫黄粉处理残留的水银。及时开门开窗通风，脱手套后用七步洗手法清洁双手。

第三节　管理条例

一、《医疗机构管理条例》

《医疗机构管理条例》由国务院于 1994 年 2 月 26 日发布，自 1994 年 9 月 1 日起施行，2016 年 2 月 6 日国务院令第 666 号修订施行。该条例是为加强对医疗机构的管理，促进医疗卫生事业的发展，保障公民健康制定。本条例包括总则、规划布局和设置审批、登记、执业、监督管理、罚则、附则共七章 55 条。

该条例明确了对医疗机构的各项管理规定。条例第二十八条规定，不得使用非卫生技术人员从事医疗卫生技术工作，违反该规定的医疗机构由县级以上人民政府卫生行政部门责令其限期改正，并可以处以 5000 元以下的罚款；情节严重的，吊销其《医疗机构执业许可证》。

二、《医院感染管理办法》

《医院感染管理办法》于 2006 年 9 月 1 日发布实施，共计七章三十九条。该办法是为加强医院感染管理，有效预防和控制医院感染，提高医疗质量，保证医疗安全，根据《中华人民共和国传染病防治法》《医疗机构管理条例》《突发公共卫生事件应急条例》等法律、行政法规的规定而制定。

该管理办法相关概念如下。

1. 医院感染

住院病人在医院内获得的感染，包括在住院期间发生的感染和在医院内获得出院后发生的感染，但不包括入院前已开始或者入院时已处于潜伏期的感染。医院工作人员在医院内获得的感染也属医院感染。

2. 医源性感染

在医学服务中，因病原体传播引起的感染。

3. 医院感染暴发

在医疗机构或其科室的患者中，短时间内发生 3 例以上同种同源感染病例的现象。

4. 消毒

用化学、物理、生物的方法杀灭或者消除环境中的病原微生物。

5. 灭菌

杀灭或者消除传播媒介上的一切微生物，包括致病微生物和非致病微生物，也包括细菌芽孢和真菌孢子。

三、《医疗废物管理条例》

《医疗废物管理条例》是为加强医疗废物的安全管理，防止疾病传播，保护环境，保障人体健康，根据《中华人民共和国传染病防治法》和《中华人民共和国固体废物污染环境防治法》制定。经 2003 年 6 月 4 日国务院第十次常务会议通过。由国务院于 2003 年 6 月 16 日发布并实施。

该条例规定医疗废物的收集、运送、贮存、处置以及监督管理等活动都应遵循该条例规定。医疗废物是指医疗卫生机构在医疗、预防、保健以及其他相关活动中产生的具有直接或者间接感染性、毒性以及其他危害性的废物。

医疗卫生机构和医疗废物集中处置单位，应当对本单位从事医疗废物收集、运送、贮存、处置等工作的人员和管理人员，进行相关法律和专业技术、安全防护以及紧急处理等知识的培训。应当采取有效的职业卫生防护措施，为从事医疗废物收集、运送、贮存、处置等工作的人员和管理人员，配备必要的防护用品，定期进行健康检查。必要时，对有关人员进行免疫接种，防止其受到健康损害。

禁止任何单位和个人转让、买卖医疗废物；禁止在运送过程中丢弃医疗废物；禁止在非贮存地点倾倒、堆放医疗废物或者将医疗废物混入其他废物和生活垃圾。

医疗卫生机构、医疗废物集中处置单位违反本条例规定，可由县级以上地方人民政府卫生行政主管部门或者环境保护行政主管部门进行相应处罚。

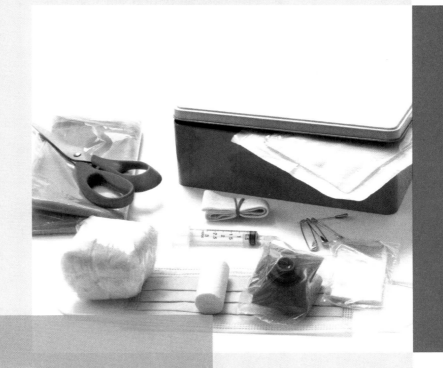

第二章
生活照护

第一节 饮食照护

一、协助患者进食（水）

（一） 饮食的种类及适用范围

一般患者的饮食可分为基本饮食、治疗饮食和试验饮食三种。

1. 基本饮食

基本饮食分为普通饮食、软质饮食、半流质饮食、流质饮食四类。

（1）普通饮食：适用于病情轻或者疾病恢复期、消化功能无障碍、不需要特殊饮食限制的患者，主要是易消化、无刺激性的一般食物，与健康人饮食相似。每天3餐，热量适当。

（2）软质饮食：适用于低热、消化不良、咀嚼不便、老人和幼儿及术后恢复期患者。食物以软、烂、碎为主，如软米饭、烂面条、切碎煮烂的蔬菜和肉等。每天3～4餐。

（3）半流质饮食：适用于中度发热，体弱，消化道及口腔疾患，吞咽、咀嚼困难和手术后患者。食物呈半流质状态，易咀嚼、吞咽和消化，纤维素含量少且营养丰富。比如汤面、米粥、蒸鸡蛋羹、豆腐等。每天5～6餐。

（4）流质饮食：适用于高热、各种大手术后、病情危重、全身衰竭的患者。食物呈液状，但是因所含热量及营养素不足，故不能长期食用。比如奶类、豆浆、米汤、藕粉、肉汁、果汁、菜汁等液态食物。每天6～7餐。

2. 治疗饮食

治疗饮食是指根据病情的需要，在基本饮食的基础上，适当调整总热量和某些营养素以达到治疗目的的饮食。治疗饮食分为以下几种。

（1）高热量饮食：在基本饮食的基础上加餐2次，如牛奶、豆浆、鸡蛋、蛋糕等。每天供给总热量3000kcal（1kcal=4.1868KJ）左右。适用于有甲状腺功能亢进、高热、大面积烧伤的患者。

（2）高蛋白饮食：在基本饮食基础上增加蛋白质含量丰富的食物，如肉类、鱼类、蛋类、乳类、豆类等。蛋白质供应每天每千克体重2g，但总量不超过 120g，总热量 2500 ～ 3000kcal。适用于患有慢性消耗性疾病、严重贫血、肾病综合征、恶性肿瘤等患者。

（3）低蛋白饮食：限制蛋白质的摄入量，每天饮食中的蛋白质不超过 30 ～ 40g，应多补充蔬菜和含糖高的食物以维持正常热量。适用于急性肾炎、尿毒症、肝性昏迷等患者。

（4）低脂肪饮食：食物应少用油，禁用肥肉、蛋黄、动物脑等食材。每天脂肪摄入量不超过 50g，肝胆胰疾病者不超过 40g，特别是要限制动物脂肪的摄入量。高脂血症及动脉硬化患者不必限制植物油（椰子油除外）。适用于有肝胆疾病、高脂血症、动脉硬化、肥胖及腹泻等患者。

（5）低胆固醇饮食：每天胆固醇的摄入量在 300mg 以下，少食或者禁食动物内脏、动物脑、鱼子、蛋黄等食材。适用于患有冠心病、动脉硬化、高血压、高胆固醇症、高脂血症等的患者。

（6）高膳食纤维饮食：选择含膳食纤维多的食物，如芹菜、韭菜、新鲜水果、粗粮、豆类等。适用于便秘、肥胖症、高脂血症、糖尿病等患者。

（7）少渣饮食：选择含膳食纤维少的食物，比如蛋类、嫩豆腐、果汁、菜汁。不可用强刺激调味品及坚硬、带骨的食物。适用于肠炎、腹泻、伤寒、食管胃底静脉曲张等患者。

（8）低盐饮食：每天进食盐量不超过 2g（含钠 0.8g），但不包括食物内自然存在的氯化钠，禁用腌制品，如咸菜、腊肠、皮蛋等。适用于心脏病、肾炎、肝硬化（有腹水）、重度高血压但水肿较轻等患者。

（9）无盐低钠饮食：无盐饮食，即除食物内自然含钠量外，不放食盐烹调。低钠饮食，除无盐外还须控制摄入食物中自然存在的钠量（控制在 0.5g/d 以下），禁食腌制食品，同时禁食含钠的食物和药物，如发酵粉（油条、挂面）、汽水（含小苏打）和碳酸氢钠药物等。适用于心脏病、肾炎、肝硬化（有腹水）、重度高血压但水肿较重等患者。

3. 试验饮食

试验饮食是为配合临床检验而设的饮食，应在医护人员指导下进行，如大便隐血试验饮食、葡萄糖耐量试验饮食等。

（二）　协助患者进食（水）操作

1. 目的

协助生活不能自理或者部分自理的患者进食（水），保证营养供给，确保进食（水）安全。

2. 评估要点

（1）患者的意识、病情、治疗情况及营养状况。

（2）饮食的性质、种类、量、温度，患者的饮食习惯。

（3）患者自行进食的能力、肢体活动能力，有无偏瘫、吞咽障碍、视力减退等。

（4）患者的心理状态及合作程度。

3. 操作准备

（1）环境准备：整洁、安静、空气清新，安全；进餐前 30min 停止打扫。

（2）护理员准备：着装整洁，修剪指甲，洗净双手，佩戴口罩。

（3）患者准备：明确进食目的，取得配合。协助洗手；进食前 30min 不做剧烈活动；如有义齿，在进食前需佩戴好；如有餐前或者餐中药物，需备好药物；询问患者进食前是否需要大小便，根据需要协助排便。

（4）物品准备：盛放食物的容器、餐具（碗、筷、汤匙）、水、毛巾或纸巾、餐桌、清洁口腔用物（吸管、刷牙或漱口用具）、洗手用具。

4. 操作步骤（表 2-1）

表 2-1　协助患者进食（水）的操作步骤

操作步骤	操作方法	注意事项
沟通解释	（1）询问床号、姓名，了解身体以及饮食状况。 （2）解释并取得配合。	
摆放体位	协助采取适宜的进食体位，如病情允许可协助下床进餐，不便下床者可协助其采取适宜的进食体位： （1）床上坐位。协助患者坐起，将靠垫或软枕垫于后背及膝下，保证坐位稳定舒适，床上放置餐桌（图 2-1）。 （2）半卧位。床头抬高至与床面呈 30°～50°，再摇起膝下支架 15°～20°，防止身体下滑，床上放置餐桌（图 2-2）。 （3）卧位。根据患者病情采用侧卧位或仰卧位，床头摇高 30°，头转向一侧，并给予适当支托。护理员双手分别扶住患者的肩部和髋部，使患者面向护理员侧卧，肩背部垫软枕或楔形垫。一般宜采用右侧卧位（图 2-3）。	尽量取坐位或半坐位进食，有利于胃肠蠕动，防止呛咳、噎食、吸入性肺炎。

续表

操作步骤	操作方法	注意事项
进食前	(1)征求同意后，将毛巾或纸巾披在患者颌下及胸前部位，以保持衣服和被单整洁。 (2)协助患者漱口、洗手。 (3)核对食物，摆放食物。	
协助进食	(1)对于能自行进食的患者应鼓励自行进食，并将食物、餐具等放在患者伸手可及的位置，必要时护理员应给予帮助（如传递食物和餐具）；指导患者上身坐直并稍向前倾，头稍向下垂，叮嘱患者进餐时细嚼慢咽，不要边进食边讲话，以免发生呛咳（图2-4）。 (2)对于不能自行进食的患者，由护理员根据患者的进食习惯，如进食次序与方法等进行喂食。护理员用手腕内侧测试食物的温度，避免过热或过冷；先喂适量温水以湿润口腔，再小口喂固体食物，固体、流质食物注意交替。以汤匙喂食时，喂食速度适中，每喂食一口，食物量为汤匙的1/3为宜，等看到患者完全咽下后再喂食下一口，不要催促患者，以便于咀嚼和吞咽。汤匙尽量送到舌根部，喂水和汤时从唇边送入。进流质饮食者，可用吸管吸吮（图2-5）。	
进食后	(1)协助进食后漱口，并用毛巾擦干口角水痕；协助擦手。 (2)询问饥饱程度、对食物的满意度和其他的护理需求。嘱进餐后不能立即平卧，保持进餐体位30min后再卧床休息。	进餐后不宜立即平卧，以防止食物反流。
整理记录	(1)撤去餐具和整理床单位。 (2)使用流动水清洁餐具并放回原处备用，必要时消毒。 (3)洗手并做好记录，记录患者的进食（水）的种类、量以及进食反应。	

5. 注意事项

（1）注意食物温度、软硬度。温度太高，容易烫伤患者口腔黏膜；温度太低，则会引起胃部不适。

（2）协助进食时动作轻柔，防止食物翻倒和外溢。要随时协助患者擦拭口周，维护其自尊。

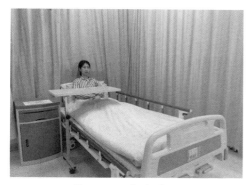

图 2-1　床上坐位

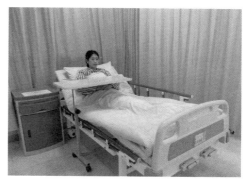

图 2-2　半卧位

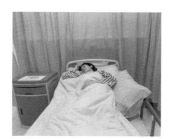

图 2-3　右侧卧位

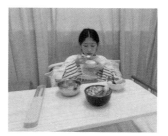

图 2-4　自主进食

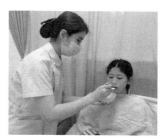

图 2-5　喂食

（3）进食时不催促患者，防止发生噎食。喂食过程注意观察患者的反应，有呛咳时要暂时停止喂食，防止误吸，特别是为有吞咽障碍的患者喂食时应尤其注意。进食中如发生呛咳、噎食等现象，立即急救处理并通知医护人员或家属。

（4）若双目失明或者眼睛被遮盖的患者要求自行进食，可按时钟平面图放置食物，并告知方向、食物名称、位置，利于患者按顺序摄取，如 6 点钟方向放饭，12 点钟方向放汤，3 点钟方向及 9 点钟方向放菜等。

二、常见鼻饲饮食及鼻饲喂食帮助

（一）　鼻饲饮食相关知识

1. 鼻饲饮食的概念

鼻饲饮食是将胃管自一侧鼻腔插入胃内，从管内注入流质食物、水分和药物的方法，以满足患者营养和治疗需要。适用于不能经口进食者，如昏迷、口腔疾患、手术后或肿瘤、食管狭窄、早产儿或病情危重的婴幼儿及拒绝进食者。

一般由护士给予胃管插入，护理员协助喂食。

2. 常见鼻饲饮食种类

根据患者的消化能力、身体需要，鼻饲饮食可分为匀浆混合奶、混合奶、要素饮食三类。

（1）匀浆混合奶：是将混合食物（类似正常膳食内容）用电动搅拌机进行搅拌打碎成均匀的混合浆液。主要成分包括米饭、米粥、面条、馒头、鸡蛋、鱼、虾、鸡肉、瘦肉、猪肝、蔬菜、油、盐等。主要特点：营养平衡，富含膳食纤维、口感好、易消化、配置方便。适用于消化功能好的患者。

（2）混合奶：主要成分有牛奶、豆浆、鸡蛋、藕粉、米粉、豆粉、浓肉汤、鸡汤、奶粉、新鲜果汁、菜汁（如青菜汁、西红柿汁）等。主要特点：营养丰富，易消化、吸收。适用于身体虚弱、消化道功能差的患者。

（3）要素饮食：是一种简练精制食物，含有人体所需的易于吸收的全部营养素。它的主要特点是无需经过消化过程可直接被肠道吸收和利用，为人体提供热量及营养。适用于严重烧伤及创伤等超高代谢、消化道瘘、手术前后需营养支持、非感染性严重腹泻、消化吸收不良等患者。

（二）　鼻饲饮食照护技术操作

1. 目的

通过胃管供给多种营养素和药物，以维持机体营养和治疗的需要。

2. 评估要点

（1）患者的意识、病情、治疗情况及营养情况。

（2）鼻饲饮食性质、种类、量、温度。

（3）患者的心理状态和合作程度，是否愿意配合，有无鼻饲的经历。

3. 操作准备

（1）环境准备：整洁，温湿度适宜，空气清新无异味。

（2）护理员准备：着装整洁，修剪指甲，洗净双手，佩戴口罩。

（3）患者准备：明确进食目的，取得配合。询问患者是否有排泄需要，根据需要协助排便。

（4）物品准备：灌注器或注射器、毛巾或治疗巾、鼻饲饮食（38～40℃）、温开水、纱布、别针、橡皮圈或胶布、记录单、笔。

续表

4. 操作步骤（表 2-2）

表 2-2　鼻饲饮食照护技术的操作步骤

操作步骤	操作方法	注意事项
沟通解释	（1）询问床号、姓名，了解身体状况以及鼻饲饮食种类及量。 （2）解释并取得配合。	对于不能沟通的患者一定要认真核对信息。
摆放体位	（1）根据患者身体情况采取舒适的体位，一般采取半坐位或坐位；对于平卧的患者，护理员应该摇高床头与床面呈 30°或头部垫软枕。 （2）在患者颌下垫治疗巾或毛巾。	
检查鼻饲管	（1）检查鼻饲管：检查鼻饲管固定是否完好，插入长度是否与胃管标识标记的长度一致（图 2-6）。 （2）检查鼻饲管是否在胃内：反折胃管，打开胃管末端盖帽，用注射器连接胃管末端并进行抽吸，有胃液或胃内容物被抽出，表明胃管在胃内。推回胃液或胃内容物，盖好胃管末端盖帽（图 2-7）。	（1）如有管路滑脱及时通知医护人员处理。 （2）每次灌食前应证实胃管在胃内，也可通过注入空气听气过水声或者查看是否有气泡溢出等方式检查胃管是否在胃内。
鼻饲喂食	（1）测试鼻饲饮食的温度，将少量鼻饲饮食滴在自己的手掌腕部内侧，以感觉温热而不烫手为宜。 （2）用注射器抽取 20ml 温开水，打开胃管末端并将注射器连接，向内缓慢注入温开水，灌注后分离注射器，盖好胃管末端盖帽。以此确定胃管通畅并且润滑管腔，刺激胃液分泌。 （3）抽吸鼻饲液（每管 50ml 左右），并将注射器乳头置于温开水中，去除注射器外壁鼻饲饮食残渣。打开胃管盖帽，连接注射器，缓慢推注，推注速度为 10ml/min。推注过程中观察及询问患者有无不适。灌注后盖好胃管盖帽或反折胃管末端（图 2-8），再次抽吸鼻饲饮食，同法至鼻饲饮食全部喂食完毕，总量不超过 200ml。 （4）鼻饲完毕后，用注射器抽取 30～50ml 温开水再次缓慢注入，冲净管壁，防止食物残渣堵塞鼻饲管，盖好鼻饲管盖帽并反折末端，用纱布包好胃管末端，固定至衣领上。	（1）注入温开水或食物前，均应将注射器内的气体排空。 （2）每次打开胃管末端盖帽连接注射器或者抽吸鼻饲液时，都需要反折胃管末端，避免注入空气导致腹胀。

续表

操作步骤	操作方法	注意事项
喂食后整理	（1）询问患者感觉，协助并嘱咐鼻饲后保持进食体位30min后再恢复成舒适的体位休息。 （2）清洁患者面部，撤下毛巾，整理床单。 （3）清洗用物。将灌注器在流动水下清洗干净，用开水浸泡消毒后放入碗内，上面覆盖纱布备用。	（1）有利于消化吸收，以防喂食后食物反流引起误吸。 （2）同时应每天更换鼻饲用物，预防消化道疾病发生。
洗手记录	洗手，准确记录鼻饲时间和鼻饲量。重点观察患者鼻饲后有无腹胀、腹泻等不适症状并记录。	

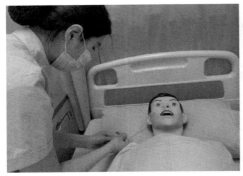

图 2-6　检查胃管标识

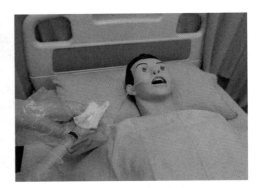

图 2-7　回抽胃液

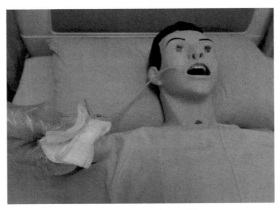

图 2-8　反折胃管

5. 注意事项

（1）长期鼻饲的患者，每天晨、晚间应做口腔护理，保持口腔清洁。

（2）严格注意操作卫生，所有用具必须洗净消毒，并注意手的清洁，防止细菌感染。

（3）需要吸痰的患者，应在鼻饲前30min给予吸痰，鼻饲前、后30min内禁止吸痰，以免引起患者胃液或食物反流及误吸。

（4）随时观察患者胃管固定处皮肤的情况，发现异常及时通知医护人员处理。

（5）在鼻饲喂食前，护理员抽吸胃液，若发现胃液呈深棕色或感觉异常，应立即通知医护人员。

（6）灌注的鼻饲液温度应在38～40℃，每次鼻饲量不超过200ml，灌注时间一般15～20min为宜，两次鼻饲间隔时间不少于2h。鼻饲液要细软无渣滓，以避免堵塞鼻饲管。果汁和奶液分别灌注，防止产生凝块；药片应研碎溶解后再注入。

（7）鼻饲饮食应现用现配，未用完的鼻饲饮食放冰箱保存，24h内用完。禁止喂食变质或疑似变质的食物。

（8）患者鼻饲过程中，若出现恶心、呕吐等情况，应立即停止鼻饲，并及时通知医护人员。对意识不清、躁动的患者可适当使用约束用具，避免患者自己将胃管拔出。每次喂食时观察鼻饲管插入刻度，如发现有鼻饲管滑脱，应立即通知医护人员处理。

第二节　卧位照护

一、卧位摆放

（一）　卧位摆放的相关知识

1. 卧位的概念

卧位是指患者休息、检查和治疗时所采取的卧床姿势。临床上为患者安置适当的卧位，不但可以使患者感到舒适，而且还能够预防因长期卧床而造成的并发症。

2. 卧位摆放的基本要求

（1）卧床姿势应符合人体力学的要求，尽量扩大支撑面，降低重心，将体重平均分布于身体各负重部位，维持关节处于正常的功能位置。

（2）经常变换体位，至少每2h翻身1次，避免局部皮肤长期受压而发生压力性损伤。

（3）患者身体各部位每天均应活动，改变卧位时应做关节活动范围练习。但有禁忌的患者除外，如关节扭伤、骨折急性期等患者。

（4）加强受压部位皮肤的护理，防止压力性损伤的发生。

（5）操作过程中，根据需要适当地遮盖患者身体，注意保护隐私，保证患者身心舒适。

（二）　常用卧位

·仰卧位

又称平卧位，是一种自然的休息姿势。患者仰卧，头下垫枕头，两臂放于身体两侧，两腿自然放平（图2-9）。根据治疗和护理的需要仰卧位可分为以下三种类型：

1. 去枕仰卧位

（1）姿势: 患者去枕仰卧，头偏向一侧，两臂放于身体两侧,两腿自然平放,枕头横立于床头（图2-10）。

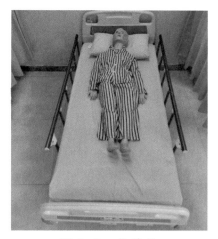
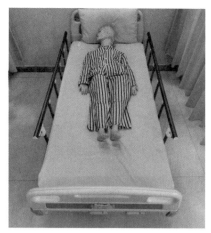

图 2-9 仰卧位   图 2-10 去枕仰卧位

（2）适用范围：昏迷或全身麻醉未清醒的患者，采取此卧位可防止呕吐物流入气管而引起患者窒息或肺部并发症。腰椎穿刺术或椎管内麻醉后 6 ~ 8h 内的患者，采取此卧位可预防因颅内压降低而引起的头痛。

2. 中凹卧位（又称休克卧位）

（1）姿势：患者仰卧，两臂置于身体两侧，抬高头胸部 10° ~ 20°，抬高下肢 20° ~ 30°（图 2-11）。

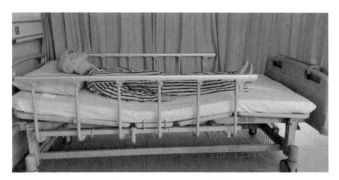

图 2-11 中凹卧位

（2）适用范围：休克患者。抬高头胸部有利于保持呼吸道通畅，改善通气功能，从而改善缺氧症状；抬高下肢可促进静脉血液回流，增加心排血量，从而缓解休克症状。

3. 屈膝仰卧位

（1）姿势：患者仰卧，头下垫枕头，两臂置于身体两侧，两膝屈起并稍向外分开（图2-12）。

（2）适用范围：用于腹部检查的患者，有利于腹部肌肉放松，便于检查；用于女患者行导尿和会阴冲洗时，暴露操作部位，便于操作（注意保暖和保护患者隐私）。

· **侧卧位**

（1）姿势：患者侧卧，臀部稍向后移，两臂屈肘，一手放在胸前，一手放在枕边，下腿稍伸直，上腿弯曲，必要时可在两膝之间、胸腹部、背部放置软枕，以扩大支撑面，增加稳定性，提高患者的舒适度和安全度（图2-13）。

（2）适用范围：①灌肠、肛门检查及配合胃镜、肠镜检查等。②臀部肌内注射采用侧卧位时，患者应上腿伸直，下腿弯曲，以便充分放松注射侧臀部的肌肉。③预防压力性损伤，与平卧位交替，便于护理局部受压部位，避免局部组织长期受压。④单侧肺部病变、颅脑外伤术后可视病情采取患侧卧位或健侧卧位。

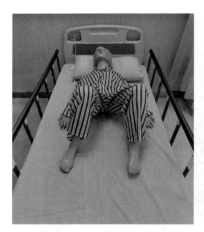 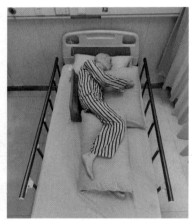

图2-12　屈膝仰卧位　　　　图2-13　侧卧位

· **半坐卧位**

（1）姿势：①摇床法。患者仰卧，先摇起床头支架抬高上半身，与床面呈30°～50°，再摇起膝下支架15°～20°，防止身体下滑（图2-14）。必要时床尾放一软枕，垫于患者足底，支撑患者，增加舒适感。放平时，先摇平膝下支架，再摇平床头支架。②靠背架法。若无摇床，可在床头垫褥下放一靠背架，将患者上半身抬高，下肢屈起，用中单包裹软枕垫在膝下，两端用带子固定于床缘以防患者下滑，床尾足底垫软枕。放平时先取走膝枕，再取走床头靠背架。

（2）适用范围：①颜面部及颈部手术后的患者。②心肺疾病引起呼吸困难的患者。③胸腔、腹腔、盆腔手术后或有炎症的患者。④疾病恢复期体质虚弱的患者：采取半坐卧位，可使患者逐渐适应体位的改变，有利于向站立过渡。

- **端坐卧位**

（1）姿势：患者坐起，摇高床头或用靠背架将床头抬高至70°～80°，使患者能向后倚靠。若患者虚弱，可在床上放一跨床小桌，桌上放一软枕，让患者伏桌休息。同时，膝下支架抬高15°～20°，必要时加床挡，以确保患者安全（图2-15）。

（2）适用范围：左心衰竭、心包积液、支气管哮喘发作的患者。患者由于极度呼吸困难而被迫日夜采取端坐位。

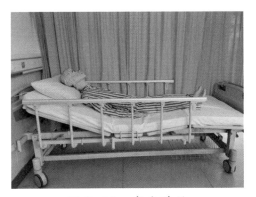
图2-14　半坐卧位

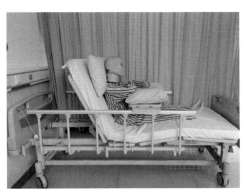
图2-15　端坐卧位

二、更换卧位

长期卧床的患者由于局部组织持续受压，导致血液循环障碍，容易发生压力性损伤；由于呼吸道分泌物不易咳出，容易发生坠积性肺炎；同时由于缺乏适当的活动，也容易发生消化不良、便秘、肌肉萎缩等症状。因此，护理员应督促长期卧床的患者经常更换体位，对于活动能力较弱或无自主活动能力者，应协助其定时变换卧位，保持舒适和安全，预防并发症的发生。

（一）　协助患者移向床头操作

1. 目的

协助滑向床尾而不能自行移动的患者移向床头，保证患者舒适和安全。

2. 评估要点

（1）患者的意识、病情、配合程度。

（2）患者的躯体和四肢的活动度、手术部位、伤口及引流情况等。

3. 操作准备

（1）环境准备：环境宽敞、明亮、安全，必要时进行遮挡。

（2）护理员准备：着装整洁，修剪指甲，洗净双手，佩戴口罩，视患者病情决定人数。

（3）患者准备：患者及家属了解移向床头的目的、过程及配合要点，情绪稳定，愿意配合。

（4）物品准备：根据病情准备软枕。

4. 操作步骤（表 2-3）

表 2-3　协助患者移向床头的操作步骤

操作步骤	操作方法	注意事项
沟通解释	（1）询问床号、姓名，了解身体状况。 （2）解释并取得配合。	建立安全感，取得配合。
安置导管	（1）固定床脚轮，将各种导管和输液装置等安置妥当。 （2）将盖被折叠于床尾或一侧，根据患者病情放平床头支架，枕头横立于床头。	注意保持导管通畅，避免导管脱落。避免碰伤患者。
一人协助移向床头	（1）嘱患者仰卧屈膝，双手握住床头栏杆，双脚蹬床面。 （2）护理员一手托住患者肩背部，一手托住臀部，抬起患者的同时，让患者两臂用力，双脚蹬床面，使其顺势移向床头（图 2-16）。 （3）放回枕头，协助患者取舒适卧位，整理床单位。	（1）适用于体重较轻或恢复期半自理的患者。 （2）患者的头部应予以托持。
二人协助移向床头	（1）患者仰卧屈膝。 （2）护理员分别站在床的两侧，交叉托住患者的肩部和臀部（图 2-17）；或站在床的同侧，一人托住颈肩部及腰部，另一人托住臀部及腘窝，两人同时抬起患者移向床头（图 2-18）。 （3）放回枕头，协助患者取舒适卧位。	（1）适用于病情较重或体重较重的患者。 （2）患者的头部应予以托持；避免拖拉，以免损伤皮肤。
整理洗手	整理床单位，洗手。	避免交叉感染。

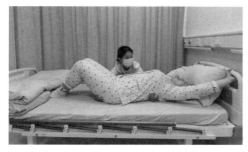

图 2-16　一人协助移向床头

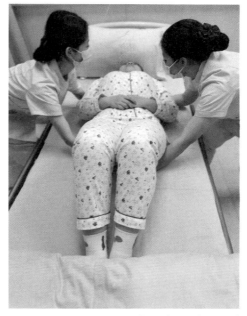

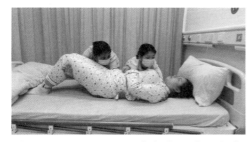

图 2-18　二人协助移向床头（同侧）　　图 2-17　二人协助移向床头（两侧）

5. 注意事项

（1）协助患者移向床头时，注意保护头部，防止头部碰撞床头栏杆而受伤。

（2）将患者身体抬起，不可拖拉，以免擦伤皮肤。

（3）两人协助移向床头时，动作应协调、用力要平稳。

（二）　协助患者翻身侧卧操作

1. 目的

更换卧位，增进舒适感；满足治疗、护理、检查需要，如背部皮肤护理；预防并发症，如压力性损伤、坠积性肺炎等。

2. 评估要点

（1）患者的意识、病情、配合程度。

（2）患者的躯体及四肢活动能力、局部皮肤受压情况、手术部位、伤口及引流、有无骨折牵引等情况。

3. 操作准备

（1）环境准备：环境宽敞、明亮、安全，必要时进行遮挡。

（2）护理员准备：着装整洁，修剪指甲，洗净双手，佩戴口罩，视患者病情决定人数。

（3）患者准备：患者及其家属了解更换卧位的操作方法、目的以及配合要点等。

（4）物品准备：根据病情准备软枕、床挡等物品。

4. 操作步骤（表2-4）

表2-4　协助患者翻身侧卧的操作步骤

操作步骤	操作方法	注意事项
沟通解释	（1）询问床号、姓名，了解身体状况。 （2）解释并取得配合。	建立安全感，取得配合。
安置导管	（1）固定床脚轮，将各种导管及输液装置等安置妥当。 （2）将盖被折叠于床尾或一侧，根据病情放平床头支架，拉起对侧床挡。	注意保持导管通畅。防止翻身时导管脱落、移位、扭曲、受压或折叠。
安置患者	患者仰卧，两手放于腹部，两腿屈曲（图2-19）。	
一人协助患者翻身侧卧	（1）将枕头移向近侧，先将患者的双下肢移近并屈曲，然后再将患者的肩部、腰部、臀部移向近侧。 （2）一手扶肩、一手扶膝轻推患者转向对侧（图2-20），使患者背向护理员，将软枕垫于患者背部、胸前和两膝之间，使患者舒适、安全。	（1）适用于体重较轻的患者。 （2）使患者尽量靠近护理员，可以更省力；不可推、拖、拉、拽，以免擦伤皮肤。
二人协助患者翻身侧卧	（1）甲、乙两位护理员站在患者的同一侧，将枕头移向近侧，甲护理员托住患者颈肩部和腰部，乙护理员托住患者臀部和腘窝，同时将患者抬起移向近侧。 （2）两位护理员分别扶住患者肩、腰臀和膝部（图2-21），轻推使患者转向对侧，将软枕垫于患者背部、胸前和两膝之间。	（1）适用于病情较重或体重较重的患者。 （2）患者的头部应托持，两人的动作应协调轻稳；扩大支撑面，确保卧位安全、舒适、稳定。
检查安置	检查并安置患者肢体各关节处于功能位置；各种管道保持通畅，将软枕放于背部和两膝之间；观察背部皮肤，进行背部护理。	
整理记录	整理床单位，洗手，记录翻身时间和皮肤情况。	避免交叉感染。

5. 注意事项

（1）根据患者的病情和皮肤受压情况确定翻身间隔的时间。如发现患者皮肤有红肿或破损，应及时处理，并酌情增加翻身次数，记录于翻身记录卡上，

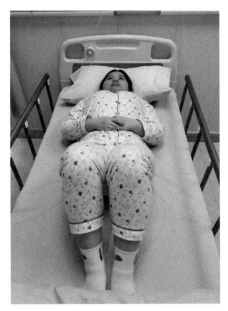

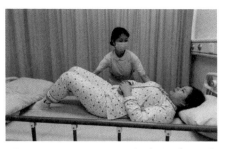

图 2-20 一人协助患者翻身侧卧

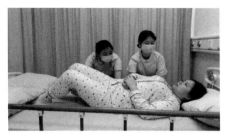

图 2-19 安置患者　　　图 2-21 二人协助患者翻身侧卧

同时做好交接班工作。

（2）协助患者翻身时应先将患者身体抬离床面后再行进一步操作，切忌拖、拉、推、拽等动作，以免造成人为的皮肤擦伤；若为多人协助翻身，应注意动作的轻稳、协调。

（3）协助有特殊情况的患者更换体位时应给予特殊处理：①若患者身上带有各种导管，翻身或移动前应先将管道妥善安置，变换体位后仔细检查，防止导管发生扭曲、折叠、受压、移位、脱落等情况，保持管道通畅。②为手术后患者翻身前，应先检查伤口敷料是否干燥、有无脱落，如敷料潮湿或已脱落则应先换药再翻身，翻身后注意伤口不可受压。③颅脑手术后的患者，取健侧卧位或仰卧位，头部不可剧烈翻转以免引起脑疝，导致患者突然死亡。④颈椎和颅骨牵引的患者，翻身时不可放松牵引，并且应使头、颈、躯干保持在同一水平。⑤石膏固定或有较大伤口的患者，翻身后应将患处安置于适当位置，防止受压。⑥严重烧伤的患者，可以采用电动翻身床。

（4）协助患者翻身时应注意节力原则。两脚分开，扩大支撑面；翻身时让患者尽量靠近护理员，使重力线通过支撑面来保持平衡，同时缩短重力臂而起到安全、省力的作用。

三、压力性损伤的预防与护理

(一)　压力性损伤的概念

压力性损伤是指身体局部组织长期受压,血液循环障碍,局部组织持续缺血、缺氧、营养缺乏而致的局限性组织损伤。

压力性损伤通常好发于长期受压及无肌肉包裹或肌层较薄、缺乏脂肪组织保护的骨隆突处,例如骶尾部、脊椎体隆突处、肘部、髋部、膝关节的内外侧及内外踝处、足跟部等;但也可发生于医疗器械与皮肤接触的部位,例如无创面罩、夹板、支架、尿管、连续加压装置、约束带等医疗器械与皮肤接触的部位。

压力性损伤的高危人群包括昏迷、瘫痪等需长期卧床者,身体肥胖或消瘦者,水肿者,大小便失禁者,高热患者,疼痛者,使用医疗器械者,使用镇静剂者,持续手术的患者等。

(二)　压力性损伤的分期

(1)1期:皮肤完整,出现压之不褪色的局限性红斑,通常位于骨隆突处。与周围组织相比,该区域可有疼痛、坚硬或松软,皮温升高或降低。肤色较深者因不易观察到明显的红斑而难以识别1期压力性损伤迹象,但其颜色可与周围皮肤不同。

(2)2期:部分表皮缺失,表现为浅表开放性溃疡,创面呈粉红色、无腐肉;也可表现为完整或破损的浆液性水疱。不会暴露脂肪层和更深的组织,不存在肉芽组织、腐肉和焦痂。

(3)3期:全层皮肤缺失,可见皮下脂肪,但骨骼、肌腱或肌肉尚未显露。可见腐肉,但并未掩盖组织缺失的深度。可有潜行或窦道。此期压力性损伤的深度依解剖学位置不同而表现各异,鼻、耳、枕骨和踝部因皮下组织缺乏可表现为表浅溃疡;臀部等脂肪丰富部位可发展损伤较深的3期压力性损伤。

(4)4期:全层组织缺失,伴骨骼、肌腱或肌肉外露,可以显露或探及外露的骨骼或肌腱。创面基底部可有腐肉和焦痂覆盖,常伴有潜行或窦道。与3期类似,此期压力性损伤的深度取决于解剖位置,可扩展至肌肉和/或筋膜、肌腱或关节囊,严重时可导致骨髓炎。

(5)不明确分期压力性损伤:全层组织缺失,创面基底部覆盖腐肉和/或焦痂。此期无法确定其实际缺损深度，彻底清除坏死组织和／或焦痂，暴露创面基底部后方可判断其实际深度和分期。清创前通常渗液较少甚至干燥，痂下感染时可出现溢脓、恶臭。

（6）深部组织损伤压力性损伤：皮肤完整，局部区域出现持续性非苍白性深红色，紫色或褐红色颜色改变，或出现充血性水疱，是由于压力和／或剪切力所致皮下软组织受损所致。可伴疼痛、坚硬、糜烂、松软、潮湿、皮温升高或降低。肤色较深者难以识别深层组织损伤。

（三）　压力性损伤的预防

预防压力性损伤的发生是控制压力性损伤的关键。预防压力性损伤首要的是积极去除病因。

1. 评估风险

评估患者的局部皮肤状态和营养状态，了解压力性损伤的危险因素。移动受限、活动受限、承受摩擦力和剪切力大的患者，有既往压力性损伤史或压力点疼痛的患者以及糖尿病患者，有发生压力性损伤的风险。

2. 避免局部组织长期受压

（1）定时翻身，解除局部组织持续受压状态。经常翻身是预防压力性损伤最有效的方法。适时更换体位，使身体受压部位交替着力，对于活动受限的患者要协助其改变体位。卧床患者一般间隔 2 小时翻身一次，但翻身频率应个性化，根据个人活动水平、灵活性、独立性体位变化的能力、皮肤和组织耐受性、总体健康状况、整体治疗目标、舒适感和疼痛感来决定。

（2）保护骨隆突出，支持身体空隙处。可使用充气床垫，减少局部组织受压，也可在不同体位时使用软垫、软枕，保护压力性损伤的易发生部位：①侧卧位时可使用楔形海绵垫垫于患者腰背部，使患者身体偏向一侧，与床铺成 30° 角。②平卧位时在患者背部、膝部、踝部垫薄软枕，足底部软枕顶住，两小腿间放软枕。③俯卧位时在患者胸部、膝部垫软枕。④坐椅子或轮椅时在椅面垫 4 ～ 5cm 软垫或厚海绵，根据患者情况及时抬起身体，转换着力点。

3. 改善患者营养状况，加强营养

在病情许可的情况下，鼓励患者食用高热量、高蛋白、高维生素的食物，保证维生素和矿物质的摄入，增强机体的组织修复能力。不能经口进食的患者，可以采用鼻饲或静脉输注营养液。

4. 注意皮肤保护及清洁卫生

（1）皮肤卫生。用温水清洁皮肤，保持皮肤清洁无汗液；大小便后及时清洗局部，清洗时选择清水或中性及弱酸性的沐浴露，避免刺激性太强的清洁用品，避免用力揉搓皮肤；着棉质、柔软、宽松衣物，保持衣物清洁干燥。

（2）皮肤保护。协助患者变换体位、更换衣物、床单时，要适当抬起患者身体，避免拖、拉、拽等动作损伤皮肤。清洁皮肤后可擦涂润肤乳，预防皮肤干燥，避免使用爽身粉等粉剂造成毛孔堵塞。大小便失禁的患者，不能直接躺在橡胶单或塑料布上，便后清洁肛周皮肤并涂油剂保护。

（3）床单位清洁。及时更换床单、被套，保持床单位清洁、干燥、平整、无皱褶、无渣屑。

（四）　压力性损伤分期的护理要点

1 期：及时去除病因，积极采取各项措施。增加翻身次数保持床铺平整，避免摩擦、潮湿等各种刺激；保持局部清洁干燥，防止局部继续受压，促进局部血液循环。

2 期：保护皮肤，预防感染。注意进行水疱的护理：①保护水疱，保持皮肤的完整性，减少对未破小水疱的摩擦，预防感染，促进其自行吸收。②大水疱应消毒后，在水疱边缘处用无菌注射器抽出水疱内的液体（不可剪去水疱的表皮），再次消毒后用无菌敷料包扎。③若水疱已破溃，首先应按清创术消毒创面及其周围皮肤，然后用无菌敷料包扎。

3 期：清洁创面，预防和控制感染。创面无感染时可用生理盐水冲洗伤口及周围皮肤，去除残留在伤口上的表皮破损组织；创面有感染、疑似感染时可根据创面细菌培养及药物敏感试验结果选用合适的冲洗液。

4 期：去腐生新，促进愈合。采取清创术清除压力性损伤创面或创缘无活力的坏死组织，处理伤口潜行和窦道以减少无效腔，并保护暴露的骨骼、肌腱和肌肉。

深达骨质、保守治疗不佳或久治不愈的压力性损伤：可采取外科手术治疗，如植皮修补缺损等。

不明确分期的压力性损伤和深部组织损伤的压力性损伤：需进一步全面评估，采取必要的清创措施，根据组织损伤程度选择相应的护理方法。

第三节 移动照护

一、协助患者离床活动

（一） 辅助器的相关知识

1. 辅助器的概念

辅助器是为患者提供保持身体平衡与身体支持物的器材，是维护患者安全的护理措施。辅助器可以辅助身体残障或因疾病、高龄而行动不便者进行活动，以保障患者的安全。

2. 辅助器的种类

常见的辅助器有腋杖、手杖、助行器（步式助行器、轮式助行器）。

（二） 常见辅助器的使用方法

1. 腋杖

腋杖（图 2-22）是提供给短期或长期残障者离床时使用的一种支持性辅助用具。

使用腋杖最重要的是长度合适、安全稳妥。腋杖的长度包括腋垫和杖底橡胶垫，合适长度的简易计算方法为：使用者身高（cm）减去 41cm。使用时，使用者双肩放松，身体挺直站立，腋窝与拐杖顶垫间相距 2 ~ 3cm，腋杖底端应侧离足跟 15 ~ 20cm。握紧把手时，手肘应可以弯曲。腋杖底面应较宽并有较深的凹槽，且具有弹性。

患者使用腋杖走路的方法有以下五种。

（1）迈至步：出双拐，向前移动重心，同时双足向前摆出至双拐落地点连线后方。此方法是开始步行时常用方法，稳定性好，

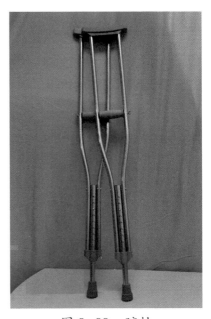

图 2-22 腋杖

适用于双下肢伤病患者（如腰段脊髓损伤佩戴长腿支具患者）。缺点是步行速度慢。

（2）迈越步：向前出双拐，前移重心，双足向前摆出至双拐落地点连线前方，接着双拐向前伸恢复起始位置。在迈至步熟练掌握后可进阶为此方法，优点是步行速度快，但稳定性差，摆越幅度掌握不好有摔倒风险。

（3）四点步：为最安全的步法。先出健侧腋杖，而后患侧足跟上，接着出患侧腋杖，健侧足再跟上，始终为三点着地。适用于双下肢伤病但双下肢肌力较好者，或患者单侧下肢伤病可以早期下地部分负重。

（4）三点步：出双拐，身体前倾患侧足跟进（不负重），健侧下肢迈出，使健侧足迈至邻近双拐落地点。适用于患侧下肢完全不能负重，或者早期疼痛过于剧烈患侧下肢不敢着地负重时。

（5）两点步：一侧拐与对侧下肢（患侧）同时迈出，另一侧拐与对侧下肢迈出。适用对象同"四点步"。

2. 手杖

手杖（图2-23）是一种手握式的辅助用具，常用于不能完全负重的残障者或患者。手杖应由健侧手臂用力握住。

手杖长度的选择需符合以下原则：肘部在负重时能稍微弯曲，手柄适于抓握，弯曲部与髋部同高，手握手柄时感觉舒适。

手杖可为木制或金属制。木制手杖长短是固定的，不能调整；金属制手杖可依身高来调整。手杖的底端可为单脚或四脚型。四脚型的手杖比单脚型的支持力和支撑面积要大得多，因而也较稳定，常用于步态极为不稳的患者或地面较不平时。手杖底端的橡胶底垫应有吸力、弹性好、宽面及有凹槽，这样才能加强手杖的摩擦力和稳定性，以防跌倒。

3. 助行器

助行器（图2-24）一般用铝合金材料制成，是一种四边形或三角形的金属框架，自身轻，可将患者保护其中，支撑体重，便于站立行走的工具。有些还带脚轮。其支撑面积大，稳定性好，适用于上肢健康，下肢功能较差的患者。选用时应先对患者进行评估，以确定助行器的种类。

（1）步行式助行器：适用于下肢功能轻度损害的患者。无脚轮，自身轻，可调高度，稳定性好。使用时双手提起两侧扶手同时向前将其放于地面，然后双腿迈步跟上。

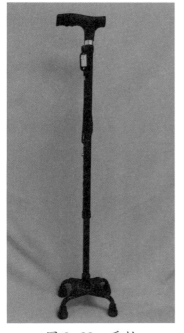

图 2-23　手杖

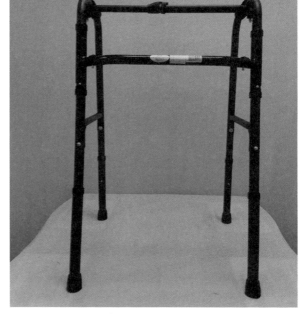

图 2-24　助行器

（2）轮式助行器：适用于上下肢功能均较差的患者。有脚轮，易于推行移动。使用时不用将助行器提起、放下，行走步态自然，用力下压可自动刹车。

（三）　应用辅助器的注意事项

（1）使用者意识清楚，身体状态良好、稳定。

（2）选择适合自身的辅助器。不合适的辅助器与错误的使用姿势可导致腋下受压造成神经损伤、腋下和手掌挫伤及跌倒，还会引起背部肌肉劳损和酸痛。

（3）使用者的手臂、肩部或背部应无伤痛，活动不受限制，以免影响手臂的支撑力。

（4）使用辅助器时，患者的鞋要合脚、防滑，衣服要宽松、合身。

（5）调整腋杖和手杖后，将全部螺钉拧紧，橡皮底垫紧贴腋杖与手杖底端，并应经常检查确定橡皮底垫的凹槽能否产生足够的吸力和摩擦力。

（6）选择较大的练习场地，避免拥挤和注意力分散。同时应保持地面干燥，无可移动的障碍物。必要时备一把椅子，供患者疲劳时休息。

二、协助运送患者

（一）　轮椅运送操作

轮椅是转运行动不便的患者的常用工具。

· 轮椅的种类及性能

（1）固定式轮椅：结构简单，但不用时占用空间较大，上下车不方便。

（2）折叠式轮椅：折叠式轮椅的扶手或脚踏板均为拆卸式，车架可折叠，便于携带和运输，是国内外目前应用最广泛的一种。

（3）躺式轮椅：靠背能从垂直向后倾斜直至水平位，脚踏板也能自由换角度，适用于年老体弱者。

（4）手推式轮椅：是由照护人员推动的轮椅，轮椅的特点是前后皆采用直径相同的小轮子，因此造价相对较低，重量较轻，主要用于照护用椅。

（5）电动轮椅：是通过高性能动力驱动装置和多种不同的智能操纵装置，满足不同功能障碍的患者的需求。如对于手和前臂功能完全丧失的患者，可选用下颌进行操纵的电动轮椅。

· 轮椅运送的操作方法

1. 目的

（1）护送不能行走但能坐起来的患者入院、出院、检查、治疗或室外活动。

（2）帮助患者下床活动，促进血液循环和体力恢复。

2. 评估要点

（1）患者病情、意识状况及躯体活动能力，心理状况及合作程度。

（2）患者体重，有无约束及各种引流管。

（3）轮椅的性能。

3. 操作准备

（1）环境准备：移开障碍物，环境宽敞、安全。

（2）护理员准备：着装整洁，修剪指甲，洗净双手，佩戴口罩，熟悉轮椅运送技术的操作程序。

（3）患者准备：了解轮椅运送的目的、方法及注意事项，能主动配合。

（4）物品准备：轮椅（图2-25）（各部件性能良好）、毛毯（根据季节酌情准备）、别针、软枕（根据患者需要）。

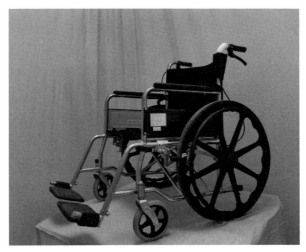

图 2-25 轮椅

4. 操作步骤（表 2-5）

表 2-5 轮椅运送的操作步骤

操作步骤	操作方法	注意事项
沟通解释	（1）检查轮椅的车轮、椅座、椅背、脚踏板、制动闸等各部件性能，将轮椅推至患者床旁。 （2）询问床号、姓名，了解肢体活动能力。 （3）解释并取得配合。	（1）保证安全。 （2）确认患者信息，避免差错。
安置轮椅	推轮椅至患者床旁，使椅背与床尾平齐，椅面朝向床头，轮椅刹车制动（图 2-26），翻起脚踏板；天冷时，按需给予毛毯保暖（寒冷季节注意患者保暖，毛毯平铺于轮椅，上端过患者颈寒冷部 15cm 左右）。	（1）缩短距离，便于患者坐入轮椅。 （2）防止轮椅滑动。
协助患者上轮椅	（1）妥善固定各导管，扶患者坐起，坐于床缘，协助穿衣、裤及鞋袜。 （2）护理员面对患者双脚分开站立，请患者双手置于护理员肩上，护理员双手环抱患者腰部，协助患者下床（图 2-27）。 （3）护理员协助患者转身，告知患者用其近轮椅侧手扶住轮椅外侧把手，患者转身坐入轮椅中（图 2-28）。 （4）叮嘱患者扶好扶手，护理员绕到轮椅后方，两臂从患者背后腋下伸入，使患者身体靠紧椅背坐稳，系好安全带（图 2-29）；翻下脚踏板，帮助患者双脚置轮椅上。 （5）整理床单位，铺暂空床。	询问观察患者有无不适。

续表

操作步骤	操作方法	注意事项
使用轮椅转运患者（图2-30）	上、下坡道的轮椅推行方法： （1）上坡道时，护理员手握椅背把手均匀用力，两臂保持屈曲，身体前倾，平稳向上推行。 （2）下坡道时，采用倒退下坡的方法。护理员叮嘱患者抓紧轮椅扶手，并抓紧扶手，勿让身体靠近椅背。护理员握住椅背把手，缓慢倒退行走。 上、下台阶的轮椅推行方法： （1）上台阶时，将轮椅推至台阶前，以脚踏板贴近台阶边缘为准；脚踩踏轮椅后侧的助倾杆同时依靠身体重量将把手向下压，慢慢抬起前轮（倾斜角度接近45°时最省力）；抬起前轮高于台阶后，慢慢向前推，使轮椅后轮贴紧台阶边缘，并将一侧臀部和大腿抵住轮椅靠背并向前发力，同时双手向斜上方推抬轮椅，使后轮滚动到台阶上。在后轮滚动到台阶上后，继续向前推行一小段距离，以确保轮椅整体都保持在台阶以上不会滑落，避免发生危险。 （2）下台阶，倒退至台阶边缘处停住，以后轮着地点不超过台阶边缘为准，双腿成弓步，用一侧的臀部和大腿抵住轮椅靠背，紧握把手稳住驱动轮，将轮椅缓慢向后拖动，使部分后轮移出台阶；在抵住轮椅的同时身体缓慢向后移动，依靠重力和我们的支持力将轮椅缓慢放下台阶；当后轮着地后，保持前轮翘起状态，慢慢将轮椅向后拉；当脚踏完全离开台阶边缘后，将轮椅慢慢放平，使四个轮子同时着地。 上、下电梯推行的方法： （1）上电梯时，护理员在前，轮椅在后，即轮椅以倒退形式进入电梯，并及时刹车制动。 （2）下电梯时，确认电梯停稳，松开刹车，推行出电梯。	（1）护理员平稳匀速推行。 （2）转运过程中，观察患者表现并询问感受。 （3）进出门或遇到障碍物时，翘起前轮，不能用轮椅撞门或障碍物。 （4）在上、下台阶时注意不要用膝关节抵住轮椅，否则轮椅使用者会感到疼痛。 （5）上、下台阶时，注意避免台阶边缘碰撞轮椅脚踏。
协助患者下轮椅	（1）返回病房，将轮椅推至床尾，制动轮椅刹车，翻起脚踏板，解开安全带。 （2）护理员立于患者面前，两脚前后分开，屈膝屈髋，两手置于患者腰部，患者双手放于护理员肩上（图2-31），协助患者站立、转身，慢慢坐回床沿，协助患者脱鞋子和外衣。	防止患者摔倒。观察患者病情。
整理用物	（1）协助患者取舒适卧位，盖好盖被，整理床单位。 （2）轮椅推回原处。 （3）询问患者感觉、征求患者意见。	

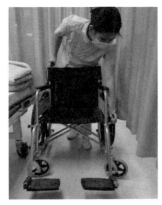

图 2-26　制动轮椅

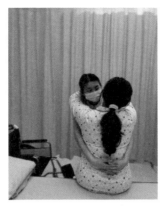

图 2-27　协助患者下床

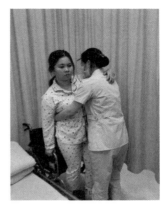

图 2-28　协助患者坐
入轮椅

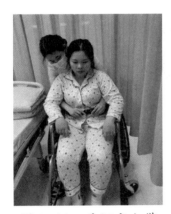

图 2-29　系好安全带

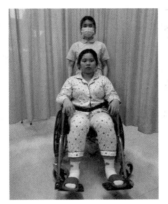

图 2-30　轮椅运送
患者

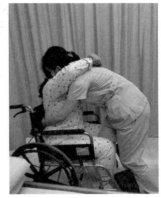

图 2-31　协助患者下
轮椅

5. 轮椅转运的注意事项

（1）每次使用轮椅前，都应检查轮椅的安全装置是否完好，各螺丝是否拧紧。

（2）上下轮椅、进行轮椅与床或座椅间的转移时，应先刹闸，将轮椅制动，以免在体位转移时轮椅意外滑动使患者摔倒。

（3）患者乘坐轮椅应根据情况及时变换体位，避免局部长期受压造成压力性损伤。

（4）遇到障碍物或拐弯时，护理员应提前告知并提示。转运过程中，观察患者表现并询问感受。如患者感觉疲乏或不适，应就近休息或尽快返回，通知医护人员。

（5）患者有下肢水肿、溃疡或关节疼痛，应在脚踏板上垫软枕，抬高双脚，增进舒适。

（6）护理员应加强自我防护，穿防滑鞋，掌握转移技巧，以节力为原则，转移时依靠下肢力量，髋膝关节稍微弯曲，腰背、头颈伸直，避免腰部过度用力造成自身损伤。

（二） 平车运送操作

平车（图 2-32）是协助患者转运的常用工具，主要用于运送不能起床的患者进行外出、检查和治疗等活动。

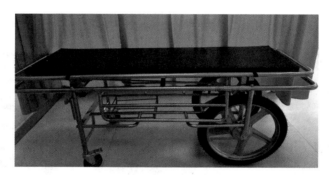

图 2-32　平车

1. 目的

运送不能起床的患者入院，做各种特殊检查、治疗、手术或转运。

2. 评估要点

（1）患者病情、意识状况及躯体活动能力，心理状况及合作程度。

（2）患者体重，有无约束及各种引流管。

（3）平车的性能。

3. 操作准备

（1）环境准备：环境宽敞、安全，便于操作。

（2）护理员准备：着装整洁，修剪指甲，洗净双手，佩戴口罩，熟悉平车运送技术的操作程序。

（3）患者准备：了解搬运的步骤及配合方法。

（4）物品准备：平车（各部件性能良好，车上置以被单和橡胶单包好的垫子和枕头），带套的毛毯或棉被。如为骨折患者，应有木板垫于平车上，并将骨折部位固定稳妥；如为颈椎、腰椎骨折患者或病情较重的患者，应备有帆布中单或布中单。

4. 操作步骤（表2-6）

表2-6 平车运送的操作步骤

操作步骤	操作方法	注意事项
沟通解释	（1）检查平车性能（确保车轮、车面、制动闸等各部件性能良好），将平车推至患者床旁。 （2）询问床号、姓名，了解肢体活动能力。 （3）解释并取得配合。	（1）保证安全。 （2）确认患者，取得合作。
安置导管	安置好患者身上的各种导管。	避免导管脱落、受压或液体逆流。
挪动法	（1）推平车至患者病室，移开床旁桌、椅，松开盖被。 （2）将平车推至床旁与床平行，紧靠床边，大轮靠近床头，调整平车与床的高度一致，制动车闸，防止平车滑动。 （3）协助患者将上半身、臀部、下肢依次向平车移动（图2-33）。 （4）协助患者在平车上躺好，盖好盖被，拉起两侧护栏。	（1）适用于病情许可，能在床上移动的患者。 （2）协助患者离开平车回床时，应先移动下肢，再移动臀部、上半身。
一人搬运法	（1）推平车至患者床旁，大轮端靠近床尾，使平车前端与床尾成钝角，制动车闸。 （2）松开盖被，协助患者穿好衣服。 （3）护理员一手臂自患者近侧腋下伸入至对侧肩部，另一手臂伸入患者大腿下，患者双臂环绕护理员颈肩部，护理员抱起患者（图2-34），稳步移动将患者放于平车中央，盖好盖被，拉起两侧护栏。	（1）适用于上肢活动自如，体重较轻的患者及幼儿。 （2）缩短搬运距离，节力。在进行操作（3）时，护理员双脚前后分开、扩大支撑面，略屈膝屈髋，降低重心，增加稳定性。
二人搬运法	（1）推平车至患者床旁，大轮端靠近床尾，使平车前端与床尾成钝角，制动车闸。 （2）松开盖被，协助患者穿好衣服。 （3）护理员甲、乙两人站在患者同侧床旁，协助患者将上肢交叉于胸前。 （4）护理员甲一手臂托住患者头、颈、肩部，另一手臂托住患者腰部；护理员乙一手臂托住患者臀部，另一手臂托住患者腘窝处，两人同时抬起患者至近侧床缘，再同时抬起患者，使患者的身体向护理员倾斜（图2-35），并稳步向平车处移动，将患者放于平车中央，盖好盖被，拉起两侧护栏。	（1）适用于不能活动，体重较重的患者。 （2）护理员甲应使患者头部处于较高位置，减轻不适。 （3）抬起患者时，应尽量使患者靠近护理员身体，起到省力作用。

续表

操作步骤	操作方法	注意事项
三人搬运法	（1）推平车至患者床旁，大轮端靠近床尾，使平车前端与床尾成钝角，制动车闸。 （2）松开盖被，协助患者穿好衣服。 （3）护理员甲、乙、丙三人站在患者同侧床旁，协助患者将上肢交叉于胸前。 （4）护理员甲双手托住患者头、颈、肩及背部，护理员乙双手托住患者腰背部、臀部，护理员丙双手托住患者腘窝及小腿处；三人同时抬起患者至近侧床缘，再同时抬起患者，使患者的身体向护理员倾斜（图2-36），并稳步向平车处移动，将患者放于平车中央，盖好盖被，拉起两侧护栏。	（1）适用于不能活动、体重超重的患者。 （2）在进行操作（4）时，护理员甲应使患者头部处于较高位置，减轻不适。 （3）在进行操作（4）时，三人同时抬起患者，应保持平稳移动，减少意外伤害。
四人搬运法	（1）推平车至患者病室，移开床旁桌、椅，松开盖被，在患者腰、臀下铺帆布兜或布中单，将患者双手交叉置于腹部。 （2）将平车推至床旁与床平行，紧靠床边，大轮靠近床头，调整平车与床高度一致，制动车闸。 （3）护理员甲、乙分别站于床头和床尾，护理员丙、丁分别站于病床和平车的一侧。 （4）将帆布兜或布中单放于患者腰、臀部下方。 （5）护理员甲双手托住患者的头、颈、肩，护理员乙双手托住患者的双足，护理员丙、丁分别抓住帆布兜或布中单的四角；四人同时用力（图2-37），抬起患者向平车处移动，将患者轻轻放于平车中央，盖好盖被，拉起两侧护栏。	（1）适用于颈椎、腰椎骨折和病情较重者。 （2）搬运骨折患者，平车上应放置木板，固定好骨折部位。 （3）帆布兜或布中单能承受患者的体重。 （4）防止平车移动，确保患者安全。 （5）护理员应协调一致，护理员甲应随时观察患者的病情变化。
运送患者	松开平车制动闸，推患者至目的地。	（1）推送患者时，护理员应位于患者头部，随时观察患者病情变化。 （2）保持各类管道通畅。
整理用物	（1）返回病房，将平车推至床尾，制动车闸，将患者搬运回床，检查各类导管，保持管路通畅。 （2）盖好盖被，取舒适卧位，询问患者情况和感觉，征求患者意见。	

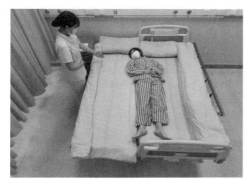

图 2-33　挪动法

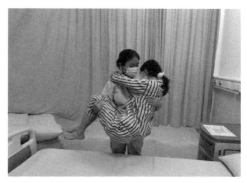

图 2-34　一人搬运法

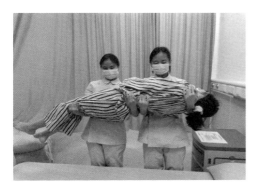

图 2-35　二人搬运法

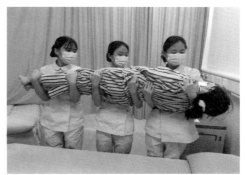

图 2-36　三人搬运法

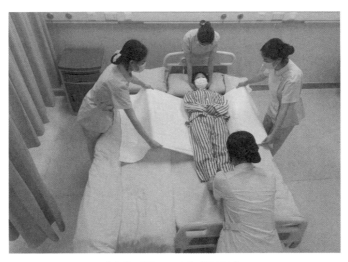

图 2-37　四人搬运法

5. 注意事项

（1）患者头部枕于大轮端，以减少颠簸带来的不适感；搬运时动作轻稳、协调一致，确保患者安全舒适。

（2）搬运及运送过程中，应密切观察患者的病情变化，并保证患者的持续性治疗不受影响。

（3）对怀疑颈椎损伤或颈椎损伤者，在搬运时应保持患者头部处于中立位，并沿身体纵轴略加牵引颈部，缓慢移至平车中央，防止由于搬运不当引起的高位截瘫，甚至导致患者的死亡。

（4）推行中，因平车小轮端转弯灵活，应推行在前，但速度不可过快；上下坡时，患者头部应位于高处，减轻患者不适。

（5）对颅脑损伤、颌面部外伤及昏迷患者，应将头转向一侧，保持呼吸道通畅，防止舌根后坠堵塞呼吸道，或分泌物、呕吐物吸入气管引起窒息。

（6）运送抽搐、烦躁不安的患者时，与患者和家属沟通给予适当约束，以免发生意外。

第四节 清洁照护

清洁照护对患者康复起到至关重要的作用，护理员应安全地为患者提供清洁服务。

一、口腔清洁

（一） 口腔清洁相关知识

口腔清洁是指协助生活不能自理或自理能力缺陷的患者清洁牙齿或义齿，去除口腔异味和牙齿上残留物。常使用漱口液进行口腔护理，不同的漱口液功效不同（表2-7）。

表2-7 口腔护理常用漱口液及作用

名称	作用
0.9%氯化钠溶液	清洁口腔，预防感染
复方硼砂溶液（朵贝尔溶液）	轻度抑菌、除臭
0.02%呋喃西林溶液	清洁口腔，广谱抗菌
1%～3%过氧化氢溶液	抗菌除臭，用于口腔溃烂、坏死组织者
1%～4%碳酸氢钠溶液	碱性溶液，用于真菌感染
2%～3%硼酸溶液	酸性防腐剂，抑菌
0.1%醋酸溶液	用于铜绿假单胞菌感染
0.08%甲硝唑溶液	用于厌氧菌感染

（二） 口腔清洁操作

1. 目的

（1）预防并发症：保持口腔清洁、湿润，预防口腔感染等并发症。

（2）维持口腔正常功能：去除口臭、口垢，使患者舒适，促进食欲。

（3）病情观察：评估口腔黏膜、舌苔和特殊口腔气味等，提供病情动态变化的信息。

（4）为不能自行清洁的患者清洗义齿，增加义齿的使用寿命。

2. 评估要点

（1）患者的年龄、病情、意识状态、自理能力，有无吞咽困难、呕吐等影响操作的因素。

（2）患者对口腔清洁的认识、心理反应及合作程度。

（3）患者口腔状况。①口唇：颜色、湿润度，是否有干裂、出血、疱疹等。②牙齿：数量是否齐全，是否有松动、义齿、龋齿、牙结石、牙垢等。③牙龈：颜色，是否有溃疡、肿胀或萎缩、出血、脓液等。④舌：颜色、湿润度、舌苔颜色及厚薄，是否有溃疡、肿胀、积垢或齿痕等。⑤口腔黏膜：颜色、完整性，是否有溃疡、出血、疱疹等。⑥腭部：悬雍垂、扁桃体等的颜色，是否有肿胀、异常分泌物等。⑦口腔气味：是否有异常气味，如烂苹果味、氨臭味等。

（4）患者口腔卫生习惯。

3. 操作准备

（1）环境准备：环境安静、整洁、安全，光线、温湿度适宜。

（2）护理员准备：着装整洁，修剪指甲，洗净双手，佩戴口罩。

（3）患者准备：理解口腔清洁的目的和方法，愿意配合。

（4）物品准备：毛巾、弯盘、水杯2个（内盛漱口液、温开水）、吸管、纸巾或纱布数块、无菌大棉棒、压舌板、手电筒、洗手液、医疗垃圾桶、生活垃圾桶，必要时备润唇膏、西瓜霜等外用药。

4. 操作步骤（表2-8）

表 2-8　口腔清洁的操作步骤

操作步骤	操作方法	注意事项
沟通解释	(1) 携用物至床旁，询问床号、姓名，了解口腔状况。 (2) 解释并取得配合。	
安置体位	(1) 拉起床栏，协助患者取侧卧位或平卧位、半坐位，头偏向一侧（面向护理员）。 (2) 铺毛巾于患者颌下及胸前，弯盘置于口角边。	
湿润口唇	用棉棒沾温开水湿润口唇。	防张口时干裂处出血、疼痛。

续表

操作步骤	操作方法	注意事项
观察口腔	嘱患者张口，用手电筒观察口腔状况。	若有活动性义齿，将义齿取出置于冷水中浸泡。
协助清洁	（1）协助清醒患者用吸管吸取温开水漱口，吐至弯盘内。 （2）用纸巾或纱布擦净口角水痕。 （3）清点棉棒数量，将棉棒用漱口液浸湿（不滴水为宜）按一定顺序进行清洁：①牙齿外侧面，嘱患者咬合上下牙齿，从一侧臼齿纵向擦拭至门齿，同法擦拭另一侧。②牙齿内面及颊部，依次擦拭牙齿的左上内侧面、左上咬合面、左下内侧面、左下咬合面（图2-38）、弧形擦拭左颊部（图2-39），同法擦拭右侧。③上腭及舌（图2-40），由内向外"Z"字形擦拭上腭、舌面及舌下。 （4）清点棉棒数量，再次漱口，擦净口角水痕。 （5）检查口腔：检查是否清洁干净，有无遗落棉絮，有无口腔破损。	（1）不可过多，防止发生呛咳、误吸。 （2）在进行操作（3）时，先对侧后近侧。一个棉棒只可使用一次，不可反复沾取漱口水使用。 （3）在进行操作（3）时，擦拭上腭及舌面时，勿触及咽部，以免引起患者恶心与不适。
整理记录	（1）询问感受，协助取舒适体位。 （2）整理用物，洗手，记录。	

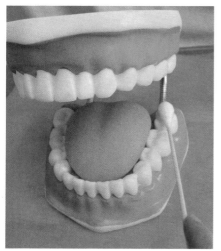

图 2-38 擦拭左下咬合面

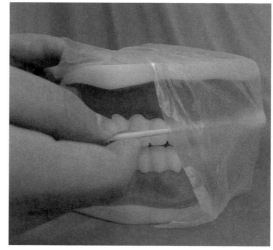

图 2-39 擦拭左颊部

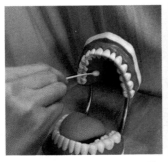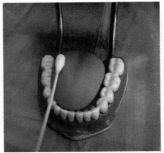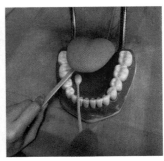

图 2-40　擦拭上腭、舌面、舌下

5. 注意事项

（1）操作时动作要轻柔，防止损伤牙龈及黏膜，对于松动的牙齿要小心处理，不可用力擦拭。

（2）操作时注意观察患者反应，如出现寒战、面色苍白等情况，应立即停止操作，通知医护人员处理。

（3）若有活动性义齿，取下后应用牙刷刷净各面，冷水冲洗干净，待患者口腔清洁后戴上。

（4）义齿装入口腔前应先润湿，减少摩擦以利佩戴，使用义齿的患者白天佩戴，晚上摘除。

（5）暂时不用的义齿，泡于冷水中（不可将义齿泡在热水或有腐蚀性消毒液内），液面浸没义齿，盛放容器专人专用，每日更换 1~2 次清水。

（6）若有口唇干裂或口腔疾患，可在医护人员的指导下酌情涂润唇膏或外用药。

二、头发清洁

（一）　头发清洁相关知识

头皮是人体皮脂腺分布最多的部位。皮脂、汗液伴灰尘常黏附于毛发、头皮中形成污垢，不仅散发难闻的气味，甚至可能引起脱发、头皮感染等。定期进行头发清洗可促进头发生长和代谢，并能维持良好的外观，维护患者自尊。对于病情较重、自我头发清洁受限的患者，护理员应帮助其进行床上洗头，洗头频率因人而异，以头发不油腻不干燥为宜。

（二）　头发清洁操作

1. 目的

（1）清除头皮污垢，保持头发清洁，促进舒适。

（2）预防和灭除头虱、虮，减少感染。

（3）按摩头皮，促进血液循环及头发的生长和代谢。

（4）维护患者的自尊，建立良好的照护关系。

2. 评估要点

（1）患者的年龄、病情、意识状态、自理能力。

（2）患者对头发清洁的认识、心理反应及合作程度。

（3）患者头发卫生情况。

3. 操作准备

（1）环境准备：①环境安静、整洁，光线适宜。②调节室温为22～26℃，关门窗，床帘遮挡。

（2）护理员准备：着装整洁，修剪指甲，洗净双手，佩戴口罩。

（3）患者准备：患者排尽二便并理解操作目的和方法，愿意配合。

（4）物品准备：温水（水温略高于体温，以不超过40℃为宜）、量水杯、污水桶、毛巾、洗发液、防水治疗巾、洗头器、纱布、不吸水棉球、梳子、吹风机、纸巾、医疗垃圾桶、生活垃圾桶。必要时备发夹、别针和橡皮筋。

4. 操作步骤（表2-9）

表2-9　头发清洁的操作步骤

操作步骤	操作方法	注意事项
沟通解释	（1）询问床号、姓名，了解头发状况。 （2）解释并取得配合。	按需给便器。
安置体位	（1）放平床头，移开床旁桌、椅。 （2）去枕，协助患者仰卧（或斜角平卧）。 （3）铺防水治疗巾于头、颈、肩部的床单上。	
铺巾松领	（1）松开患者衣领并向内折，干毛巾围于颈肩部，固定。 （2）协助将患者的头部枕于洗头器上，连接管置于污水桶中。	
保护眼耳	用棉球塞好双耳，用纱布遮盖双眼（图2-41）。	

续表

操作步骤	操作方法	注意事项
试温洗发	（1）先用水温计测温，可行后用少量温水在患者头皮处试温，确定水温合适后，充分浸湿患者头发。 （2）取适量洗发液于掌心，均匀涂遍头发。 （3）用双手指腹揉搓头皮和头发，力量适中。 （4）反复揉搓后，冲洗头发至洗净为止。	在进行操作（3）时，用指腹，不能用指甲。
移去用物	（1）洗发毕，取下纱布和棉球。 （2）解下颈部毛巾，擦干脸部并包住头发。 （3）撤洗头器，将枕头移回患者头下。	
干发梳发	（1）充分擦干头发，用吹风机吹干并梳理。 （2）用纸巾包裹脱落的头发，扔入医疗垃圾桶。	避免电吹风的热风直接对着脸吹，防烫伤。
整理洗手	（1）征求患者的意见，取舒适体位，整理床单位。 （2）整理用物，洗手。	

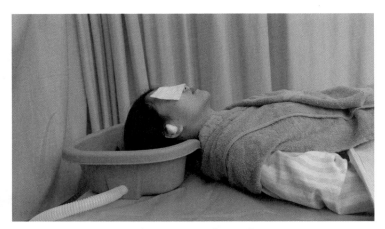

图 2-41　保护眼耳

5. 注意事项

（1）洗发时注意节力，洗发时间不宜过久，动作要轻快，以防患者头部充血，减少不适和疲劳。

（2）洗发时避免水溅入眼、耳内或沾湿被服，如果打湿，应及时更换。

（3）洗头时保持与患者沟通，注意观察患者有无不适，有异常情况应立即停止操作，通知医护人员处理。

（4）极度衰弱的患者不宜洗发。

（5）洗发梳发时动作要轻稳，避免强拉硬拽，以免造成患者不适或疼痛。

（6）尊重患者的习惯，尽可能满足个人喜好。

三、皮肤清洁

皮肤是由表皮、真皮、皮下组织和附属器组成的人体最大的器官。完整的皮肤具有保护机体、调节体温、分泌、吸收、排泄及感觉等功能，同时具有天然的屏障作用，可避免微生物入侵。皮肤的新陈代谢迅速，其代谢的废物，如皮脂、汗液及脱落的表皮碎屑等与外界细菌和尘埃结合成污垢，黏附于皮肤表面，如不及时清除，会刺激皮肤，降低皮肤的抵抗力，破坏其屏障作用，导致微生物入侵从而造成各种感染及其他并发症的发生。因此，做好患者的皮肤的清洁护理是非常重要的。

（一）　面颈部清洁操作

面颈部清洁是指为患者的面颈部进行的清洁，每天至少早晚各清洁一次。

1. 目的

（1）为不能自行清洁的患者清洗面颈部，去除皮肤污垢，保持皮肤清洁。

（2）促进患者皮肤血液循环，预防皮肤感染。

（3）增加患者的舒适感，满足患者的身心需要。

2. 评估要点

（1）患者年龄、病情、意识、自理能力。

（2）患者的心理状态及合作程度。

（3）患者清洁卫生习惯。

3. 操作准备

（1）环境准备：安静、整洁，光线适宜，调节室温为24～26℃，关闭门窗，确保安全。

（2）护理员准备：着装整洁，修剪指甲，洗净双手，戴口罩。

（3）患者准备：明确操作目的，取得理解、配合，取舒适体位。

（4）物品准备：脸盆1个、水桶2个（1个盛40～45℃温水，另1个接污水）、浴巾1条、脸巾1条、浴皂1块或洗面奶1瓶、润肤霜、洗手液、垃圾桶。酌情另备电动剃须刀1把。

4. 操作步骤（表 2-10）

表 2-10　面颈部清洁的操作步骤

操作步骤	操作方法	注意事项
沟通解释	（1）询问床号、姓名，了解身体状况。 （2）解释并取得配合。	
清洗面颈部	（1）站于患者右侧，将脸盆放于床旁桌上，倒入热水 2/3 满，测试水温。 （2）解领扣，浴巾铺于胸前被子上，将脸巾浸湿后拧干（以不滴水为度）。 （3）将微湿的脸巾包在右手上成手套状擦拭，依次擦洗面部及颈部。 （4）擦洗眼部：先洗内眼角，再洗外眼角，擦洗完一侧再擦洗另一侧。 （5）擦洗脸、鼻及颈部：擦洗顺序为前额、鼻子、面颊、耳后、颈部，每擦洗一个部位酌情清洗脸巾和换水（图 2-42）。 额部：由中间分别向左再向右擦洗。 鼻子：由上向下擦洗。 面颊：由鼻子一侧沿唇角向下擦，再横向擦拭下颌，同法擦洗对侧。 耳后：由耳后向下擦拭。 颈部：由中间分别向左再向右擦洗。 （6）洗净脸巾，用同法再擦洗一遍，而后擦干脸上的水迹。	（1）在进行操作（1）时，护理员先在自己手腕内侧面试温，可行后再用少量水在患者处试温，并询问水温是否合适。 （2）动作轻柔，不遗漏部位。注意洗净耳后、耳郭及颈部皮肤皱褶处。
整理用物	（1）撤去浴巾、毛巾，扣上衣领。 （2）询问患者的感受，有无其他需要，酌情刮胡子、涂润肤霜；协助取舒适体位。 （3）整理床单位。 （4）清理物品，放回原处。 （5）洗手。	

5. 注意事项

（1）根据水温和擦洗部位，及时添加或更换热水。

（2）若患者眼部分泌物干燥硬结，护理员应先用温水湿润的毛巾覆盖，待软化后再擦，以避免损伤皮肤和减少患者疼痛等不适感。

（3）擦洗过程中经常与患者沟通，注意观察患者反应，若患者出现寒战、面色苍白等情况，应立即停止擦洗，并给予适当处理，让患者休息并注意保暖。

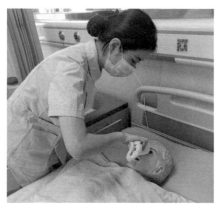

图 2-42　擦洗面部

同时通知医护人员。

（4）进行擦洗操作时，应遵循节力原则。站立时两脚稍分开，使身体重心降低；端水盆时，尽量靠近自己的身体，以减少体力消耗。

（二）　手、足清洁含修剪指（趾）甲操作

1. 目的

（1）去除污垢，保持清洁，预防感染。

（2）保持手部和足部清洁，增加舒适。

（3）刺激局部血液循环，促进局部皮肤代谢及健康。

（4）保持指（趾）甲的整洁美观，避免因其过长造成畸形、抓伤及感染。

2. 评估要点

（1）患者年龄、病情、意识、自理能力。

（2）患者的心理状态及合作程度。

（3）患者手、足卫生习惯。

3. 操作准备

（1）环境准备：安静、整洁，光线适宜，调节室温为 24 ~ 26℃，关闭门窗，屏风遮挡，确保安全。

（2）护理员准备：着装整洁，修剪指甲，洗净双手，佩戴口罩。

（3）患者准备：明确操作目的，取得理解、配合，取舒适体位。

（4）物品准备：水盆 2 个（1 个洗手，1 个洗脚）、水桶 2 个（1 个盛 40 ~ 45℃温水，另 1 个接污水）、一次性中单 1 块、毛巾 2 条（1 条洗手，1

条洗脚）、浴皂 1 块或洗手液 1 瓶、指甲刀 1 个、纸巾 1 张、洗手液、垃圾桶。必要时备润肤霜 1 瓶。

4. 操作步骤（表 2-11）

表 2-11　手、足清洁含修剪指（趾）甲的操作步骤

操作步骤	操作方法	注意事项
沟通解释	（1）询问床号、姓名，了解身体状况。 （2）解释并取得配合。	
清洗手部	（1）根据病情放平床头及床尾，协助患者平卧或侧卧于床上，松开盖被并上卷衣袖暴露双手。 （2）铺一次性中单于手下。 （3）水盆倒水至 1/2 满，将水盆放于治疗巾上，测试水温。 （4）将患者右手在水中浸湿，抬起涂擦皂液并揉搓，再放入水盆中浸泡，擦洗干净，注意洗净指缝。 （5）用毛巾擦干手部，放入盖被内，同法清洗左侧手部。	在进行操作（3）时，护理员先在自己手腕内侧面试温，可行后再用少量水在患者处试温，并询问水温是否合适。
清洗足部	（1）协助患者平卧于床上，将被子向上折叠至膝盖上方，暴露双足。 （2）足下铺一次性中单。 （3）站于患者右侧，脚盆倒水至 1/2 满，将脚盆放于治疗巾上，测水温。 （4）将患者左足在水中浸湿，抬起涂擦皂液并揉搓，再放入脚盆中浸泡，擦洗干净，注意洗净趾缝。 （5）用脚巾擦干足部，放入盖被内，同法清洗右侧足部。	
修剪指（趾）甲	（1）根据需要帮助患者修剪指（趾）甲，手（足）下垫纸巾，取指甲刀沿指甲弧度修剪（图 2-43、图 2-44）。 （2）用锉刀锉平指甲缘。 （3）将指（趾）甲碎屑置于垃圾桶中。 （4）酌情涂抹润肤霜。	若指（趾）甲过硬，应将手或脚浸泡在热水中 10～20min 后再修剪。
整理用物	（1）询问患者的感受，有无其他需要。 （2）撤去水盆、一次性中单，协助取舒适体位，整理床单位，开窗通风。 （3）清理物品，放回原处。 （4）洗手。	

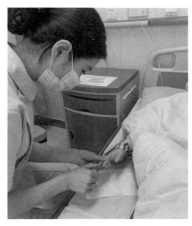
图 2-43　修剪指甲

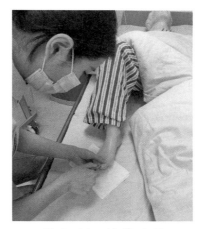
图 2-44　修剪趾甲

5. 注意事项

（1）注意室温和水温的变化，随时更换热水，及时擦干，防止受凉。清洗时避免打湿被服，如果打湿，应及时更换。

（2）手、足清洁过程中经常与患者沟通，随时注意观察患者有无不适，有异常情况出现应立即停止操作，通知专业医护人员。

（3）应遵循节力原则，站立时两脚稍分开，使身体重心降低；端水盆时，尽量靠近自己的身体，以减少体力消耗。

（4）修剪过程中，及时与患者沟通，应避免损伤甲床及周围皮肤；修剪后必要时锉刀锉平指（趾）甲缘，避免锋利的甲端划伤皮肤；足部长茧时，不可用剪刀剪。

（5）修剪指（趾）甲每周不要超过 1 次，因为过于频繁的修剪会使指（趾）甲向肉里生长。

（6）指甲刀专人专用，如共用则不能剪灰指（趾）甲，使用后应严格浸泡消毒，避免交叉感染。

（三）　沐浴操作

适用于病情较轻，有一定自理能力，全身情况良好的患者。

1. 目的

（1）去除污垢，保持皮肤清洁，使患者舒适，满足患者需要。

（2）促进皮肤血液循环，增强其排泄功能，预防皮肤感染及压疮等并发症。

（3）放松紧张的肌肉，保持良好的精神状态。

（4）维护患者的自尊和自信，建立良好的照护关系。

2. 评估要点

（1）患者年龄、病情、意识、自理能力。

（2）患者对沐浴的认识、心理状态及合作程度。

（3）患者的皮肤清洁度及皮肤健康状况。

3. 操作准备

（1）环境准备：浴室内设有信号铃、扶手，地面有防滑设施；环境整洁，光线适宜，调节室温为 24 ～ 26℃，关闭门窗，勿反锁，确保安全。

（2）护理员准备：着装整洁，修剪指甲，洗净双手，佩戴口罩。

（3）患者准备：明确操作目的，取得理解、配合，取舒适体位。按需协助大小便。

（4）物品准备：浴皂 1 块或沐浴液 1 瓶、防滑拖鞋、毛巾 2 条、浴巾 1 条、清洁衣裤 1 套、洗手液、垃圾桶。酌情另备淋浴椅。

4. 操作步骤（表 2-12）

表 2-12　沐浴的操作步骤

操作步骤	操作方法	注意事项
沟通解释	（1）询问床号、姓名，了解身体状况。 （2）解释并取得配合；交代沐浴的注意事项、可能出现的状况及应对方法等。	指导水温调节方法、把手和信号铃用法；浴室不锁门；勿用湿手接触电源开关。
护送入浴	（1）关闭门窗，勿反锁，调节室温为 24 ～ 26℃；调节水温，以皮肤温度为准，夏季可略低于体温，冬季可略高于体温。 （2）协助患者更换防滑拖鞋，送入浴室，用物放于浴室易取处（图 2-45）。 （3）将"使用中"标记挂于浴室门口。	
指导协助	（1）患者沐浴时，护理员应守护在旁或者可呼唤到的地方，以便观察患者反应及提供帮助；入浴时间太久应询问。 （2）当患者请求协助时，应先敲门后再进入浴室。 （3）如患者需要协助，帮助其脱衣、沐浴及穿衣。 （4）患者出浴后，再次观察其一般情况。 （5）协助患者整理沐浴用物。	（1）入浴时间控制在 20min 以内。 （2）若患者晕倒，应迅速抬出、平卧、保暖，通知医护人员救治。

续表

操作步骤	操作方法	注意事项
整理用物	（1）询问患者的感受，有无其他需要；协助取舒适体位。 （2）整理床单位，开窗通风。 （3）将"未使用"标记挂于浴室门上，清理物品，放回原处。 （4）洗手。	

5. 注意事项

（1）沐浴应在进餐 1h 后进行，以免影响消化功能。

（2）沐浴中防止患者受凉、晕厥、烫伤、滑跌等意外情况发生。

（3）淋浴过程中经常与患者沟通，随时注意观察患者有无不适。若出现异常情况应立即停止淋浴，并通知医护人员。

（4）淋浴时间不宜过久，减少患者的不适和疲劳。

（5）病情随时会发生变化、伤口未愈合并有引流管、身体衰弱、伴有创伤和患心脏病需要卧床休息的患者，不宜淋浴。

（6）传染病患者应根据病种、病情，按隔离原则进行沐浴。

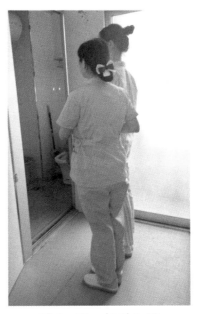

图 2-45 护送入浴

（四） 床上擦浴操作

适用于病情较重、长期卧床、活动受限及生活不能自理的患者。

1. 目的

（1）去除污垢，保持皮肤清洁，使患者舒适，满足患者需要。

（2）促进皮肤血液循环，增强其排泄功能，预防皮肤感染及压疮等并发症。

（3）观察患者的一般情况，活动肢体，预防肌肉挛缩和关节僵硬等并发症。

2. 评估要点

（1）患者年龄、病情、意识、自理能力。

（2）患者对皮肤清洁的认识、心理状态及合作程度。

（3）患者皮肤卫生习惯及皮肤清洁状况。

3. 操作准备

（1）环境准备：安静、整洁，光线适宜，调节室温为 24 ~ 26℃，关闭门窗，屏风遮挡，确保安全。

（2）护理员准备：着装整洁，修剪指甲，洗净双手，佩戴口罩。

（3）患者准备：明确操作目的，取得理解、配合，取舒适体位。按需协助大小便。

（4）物品准备：水盆 3 个、水桶 2 个（1 个盛 50 ~ 52℃温水，1 个接污水）、浴巾 1 条、毛巾 3 条、浴皂 1 块或沐浴液 1 瓶、清洁衣裤 1 套、一次性中单 1 块、一次性橡胶手套 1 副、头梳 1 把、指甲刀 1 个、洗手液、垃圾桶。

4. 操作步骤（表 2-13）

表 2-13　床上擦浴的操作步骤

操作步骤	操作方法	注意事项
沟通解释	（1）询问床号、姓名，了解身体状况。 （2）解释并取得配合。	
浴前准备	（1）关闭门窗，调节室温为 24 ~ 26℃，屏风遮挡。 （2）按需给予便器，移开床旁桌椅至方便取用处。 （3）根据病情放平床头及床尾，协助患者平卧于床上，松开床尾盖被。 （4）站于患者右侧，将水盆放床旁桌上，倒水 2/3 满，测试水温。	在进行操作(4)时，护理员先在自己手腕内侧面试温，可行后再用少量水在患者处试温，并询问水温是否合适。
清洗面颈部	（1）擦洗眼部：将微湿的小毛巾叠成手套状，先擦洗眼部，先洗内眼角，再洗外眼角，擦洗完一侧再擦洗另一侧（图 2-46）。 （2）擦洗脸及颈部：擦洗顺序为前额、鼻子、面颊、耳后、颈部，同法擦洗另外一侧。	耳郭、耳后及颈部皮肤皱褶处要仔细清洗。
清洗上肢	（1）为患者脱去上衣，先脱近侧，后脱对侧，污衣放于护理车下层；暴露一侧上肢，将浴巾半铺半盖于手臂。 （2）先用涂沐浴液的小毛巾擦洗，再用湿毛巾拭去浴液，直至无浴液为止，最后用浴巾边按摩边擦干；擦洗的顺序为手臂外侧、腋下、手臂内侧（图 2-47）。 （3）泡洗双手并擦干。 （4）同法擦洗对侧。	（1）如肢体有外伤，先脱健侧，后脱患侧。 （2）清洗过程中观察并询问患者有无不适、酌情换水。

续表

操作步骤	操作方法	注意事项
清洗胸腹背部	（1）换水测温，铺浴巾于胸腹部。 （2）由上而下依次擦洗并擦干胸、腹、脐，擦洗方法同上肢（图2-48、图2-49）。 （3）协助患者翻身侧卧，背向护理员，铺巾。 （4）由上而下依次擦洗并擦干颈、背、腰、臀部，必要时按摩（图2-50）。 （5）撤出浴巾，穿清洁上衣，协助患者取平卧位，盖好盖被。	注意擦净腋窝、肘部、女性乳房下、肚脐、腹股沟等皮肤皱褶处。擦洗过程中注意观察患者有无不适。
清洗下肢会阴	（1）换水测温，脱去裤子，遮盖会阴。 （2）暴露近侧下肢，将浴巾半铺半盖于患者腿下。 （3）打开浴巾，一手扶住患者下肢的踝部呈屈膝状，从头到脚依次擦洗近侧髋部、大腿、小腿并擦干，同法擦洗对侧（图2-51）。 （4）将盆移于患者足下，盆下先铺好浴巾，患者屈膝，将双足放入盆中泡洗并擦干。 （5）协助患者取屈膝仰卧位，将一次性中单铺于患者臀下，对侧腿用盖被遮盖。 （6）换水、盆和毛巾，戴手套。 （7）将毛巾浸湿拧干，协助擦洗会阴。 （8）随时清洗毛巾，直至会阴清洁无异味，撤出臀下垫巾。 （9）协助患者穿好清洁裤子，盖好盖被。	注意擦净腹股沟、腘窝等皮肤皱褶处。
整理用物	（1）根据需要帮助患者修剪指（趾）甲和梳头，酌情涂抹润肤霜。 （2）询问患者的感受，有无其他需要；协助取舒适体位。 （3）整理床单位，收起屏风，开窗通风。 （4）清理物品，放回原处。 （5）洗手。	

5. 注意事项

（1）擦洗过程中，动作要轻柔、敏捷，尽量减少翻动次数和不必要的身体暴露，防止受凉，维护患者的自尊。

（2）掌握擦洗的方法，及时添加或更换热水，腋窝、腹股沟等皮肤皱褶处应擦洗干净；擦洗足部和会阴时应更换脸盆和毛巾，避免交叉感染。

（3）擦洗过程中经常与患者沟通，注意观察患者反应及皮肤有无异常，如出现寒战、面色苍白等情况，应立即停止擦洗，让患者休息并注意保暖，同时通知医护人员。

（4）应遵循节力原则，可两脚稍分开，使身体重心降低；端水盆时，尽量靠近自己的身体，以减少体力消耗。

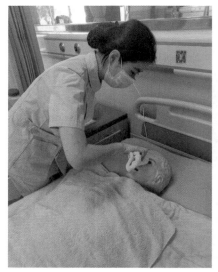

图 2-46　擦洗眼部

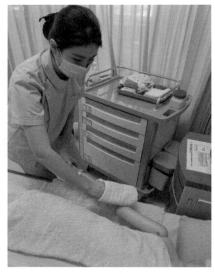

图 2-47　擦洗上肢

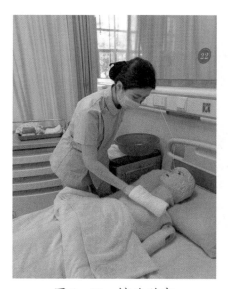

图 2-48　擦洗胸部

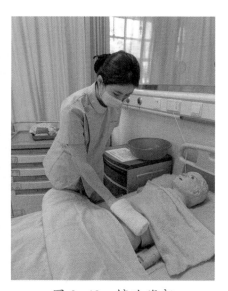

图 2-49　擦洗腹部

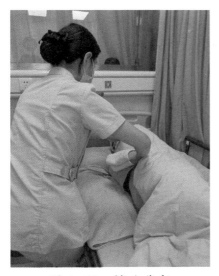

图 2-50　擦洗背部

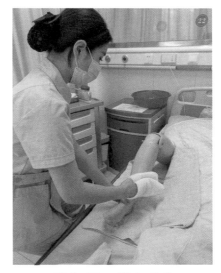

图 2-51　擦洗下肢

四、协助更衣

（一）　协助更衣的适应证及禁忌证

（1）适应证：衣服被汗液、血液、污渍等污染需要及时更换的患者。

（2）禁忌证：正在进行治疗及有创性操作的患者、突发急症患者。

（二）　协助更衣操作

因疾病原因活动受限的患者，不能自行更换衣裤，需要护理员协助及指导。

1. 目的

（1）排除汗液与分泌物对身体的影响。

（2）保持衣服清洁，增加舒适，满足患者的需要。

（3）及时发现并预防压疮的发生。

2. 评估要点

（1）患者年龄、病情、意识、自理能力。

（2）患者对更换衣服的认识、心理状态及合作程度。

3. 操作准备

（1）环境准备：安静、整洁，光线适宜，调节室温为 24 ~ 26℃，关闭门窗，屏风遮挡，确保安全。

（2）护理员准备：着装整洁，修剪指甲，洗净双手，佩戴口罩。

（3）患者准备：明确操作目的，取得理解、配合，取舒适体位；无进食或正在进行治疗。

（4）物品准备：清洁衣裤1套、屏风、洗手液、污衣袋。

4. 操作步骤（表2-14）

表2-14　协助更衣的操作步骤

操作步骤	操作方法	注意事项
沟通解释	（1）询问床号、姓名，了解身体状况。 （2）解释并取得配合。	
安置体位	（1）关闭门窗，调节室温为24～26℃，屏风遮挡。 （2）放平床头及床尾，立起对侧床栏，松开床尾被盖。 （3）护理员立于右侧，协助患者平卧、侧卧或坐于床上。	
脱穿上衣	（1）脱穿开襟式上衣：①患者取平卧位，护理员双手伸进盖被，解开患者上衣纽扣。②一手扶患者肩部，另一手扶髋部，协助患者翻身右侧卧,脱去左侧衣袖(图2-52)。③如患者一侧肢体不灵活时，应卧于健侧，患侧在上，先脱患侧。④取清洁开襟上衣穿好一侧（或患侧）的衣袖，其余部分（清洁的和被更换的上衣）平整地塞于患者身下（图2-53）。⑤协助患者平卧，从身下拉出清洁的和被更换的上衣。⑥脱下并放置妥当被更换的上衣。穿好清洁上衣的另一侧衣袖（或健侧），扣好纽扣。 （2）穿脱套头式上衣：①患者取坐位，护理员将套头上衣的下端向上拉至胸部。②一手托起患者头部，一手从背后向前脱下衣身部分。③一手扶住患者肩部，一手拉住近侧袖口，脱下近侧（或健侧）衣袖,同法脱下对侧（或患侧）衣袖，将被更换的上衣放置妥当。④护理员辨别套头上衣的前后面，一手从衣袖口处伸入至衣身开口处，握住患者对侧（或患侧）手腕，将衣袖套入患者手臂，同法穿好另一侧（或健侧）。⑤一手托起患者头部，一手握住衣身背部的下开口至领口部分，套入患者头部并将衣身向下拉平。	更换过程中观察并询问患者有无不适。

操作步骤	操作方法	注意事项
脱穿裤子	（1）脱裤子：①患者取平卧位，松裤带、裤扣。②协助患者身体左倾，将裤子右侧部分向下拉至臀下，再协助患者身体右倾，将裤子左侧部分向下拉至臀下。③叮嘱能配合的患者屈膝，双手分别拉住患者两侧裤腰部分向下褪至膝部，抬起近侧（或健侧）下肢，褪去该侧裤腿。同法脱下对侧（或患侧）裤腿，放置妥当。 （2）穿裤子：①取清洁裤子辨别正反面。②护理员右手从近侧（或健侧）裤管口套入至裤腰开口穿出，再从对侧（或患侧）裤管口套入至裤腰开口穿出（图2-54）。③右手轻握患者对侧（或患侧）足部，左手上拉对侧（或患侧）裤管口至对侧（或患侧）小腿，右手再轻握患者近侧（或健侧）足部，左手上拉近侧（或健侧）裤管口至近侧（或健侧）小腿，双手上拉裤腰部分至臀下（图2-55）。④协助患者身体左倾，将右侧裤腰部分向上拉至腰部，再协助患者身体右倾，将裤子左侧部分向上拉至腰部。系好裤带、裤扣。	
整理用物	（1）拉平患者衣服，确保身下衣服无皱褶。整理衣领，盖好盖被。 （2）询问患者的感受，有无其他需要；协助取舒适体位。 （3）整理床单位，放下床栏，收起屏风，开窗通风。 （4）清理物品，放回原处。 （5）洗手。	

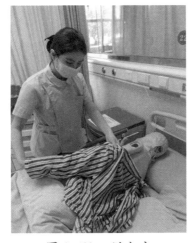

图 2-52　脱上衣

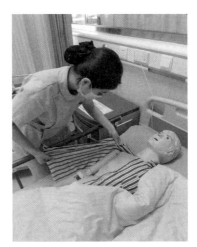

图 2-53　穿上衣

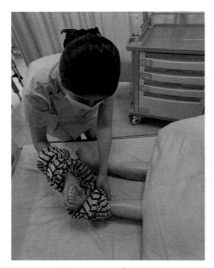
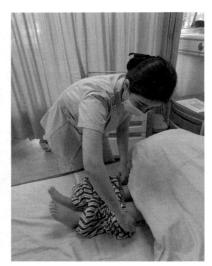

图 2-54　套裤子　　　　　　　　图 2-55　穿裤子

5.注意事项

（1）更换衣裤时动作宜敏捷、轻柔，不可强拉硬拽，以免损伤患者皮肤及关节。

（2）操作过程中注意保护患者，注意保暖和隐私。

（3）更换原则：先脱近侧，后脱远侧；先脱健侧，后脱患侧；先穿远侧，后穿近侧；先穿患侧，后穿健侧。

（4）更换过程中经常与患者沟通，了解其感受；注意观察患者的反应，如出现寒战、面色苍白等情况，应立即停止操作，给予适当处理，让患者休息并注意保暖，同时通知医护人员。

（5）应遵循节力原则，可两脚稍分开，使身体重心降低，以减少体力消耗。

五、会阴部清洁

（一）　会阴部清洁相关知识

会阴部由于其特殊的生理结构以及其温暖、潮湿、通气较差、阴毛较密，有利于微生物生长繁殖等特点，成为病原微生物侵入人体的主要途径。因此，护理员应经常指导或协助患者进行会阴部清洁。

（1）适应证：因治疗或疾病不能自行清洁会阴；术后、长期卧床生活不能自理；有留置导尿管；大小便失禁；产妇。

（2）禁忌证：会阴部手术或直肠手术的患者由护士进行操作。

（二）　会阴部清洁操作

1. 目的

（1）保持会阴部清洁和舒适，预防和减少泌尿系统感染。

（2）保持有伤口的会阴部清洁，促进伤口愈合。

2. 评估要点

（1）患者年龄、病情、意识状态、自理能力。

（2）患者会阴部清洁程度、皮肤黏膜情况、管道情况等。

（3）患者对会阴部清洁的认识、心理状态及合作程度。

3. 操作准备

（1）环境准备：环境安静、整洁，光线适宜，调节室温为 24 ~ 26℃，关闭门窗，屏风遮挡，确保安全。

（2）护理员准备：着装整洁，修剪指甲，洗净双手，佩戴口罩。

（3）患者准备：明确操作目的，取得患者理解、配合，取舒适体位；按需协助大小便。

（4）物品准备：清洁棉签若干支、冲洗壶 1 个（内盛 40℃温水）、浴巾 1 条、一次性中单 1 块、一次性手套 1 副、便盆 1 个、卫生纸 3 张、纱布 1 块（男性患者酌情用）、垃圾桶、免洗手消毒液，酌情另备肥皂水。

4. 操作步骤（表 2-15）

表 2-15　会阴部清洁的操作步骤

操作步骤	操作方法	注意事项
沟通解释	(1) 询问床号、姓名，了解身体状况。 (2) 解释并取得配合。	
安置体位	(1) 关闭门窗，调节室温为 24 ~ 26℃，屏风遮挡。 (2) 协助患者取屈膝仰卧位，将盖被折于会阴部以下，将浴巾盖于患者胸部（图 2-56）。 (3) 裤子脱至膝盖处，双腿外展，暴露会阴，梳理固定好管道。	

续表

操作步骤	操作方法	注意事项
清洁会阴	（1）戴一次性手套，臀下铺巾，放置便盆和卫生纸，测试水温。 （2）一手持冲洗壶，一手持棉签，由内向外、自上而下边冲边擦洗会阴部（图2-57）：①女性患者清洁尿道口、阴道口、对侧小阴唇、近侧小阴唇、对侧大阴唇、近侧大阴唇、阴阜、对侧腹股沟、近侧腹股沟、大腿内上1/3、肛周皮肤。②男性患者清洁尿道口、龟头、冠状沟、阴茎下部至阴囊上部、阴囊下部至肛门、阴阜、对侧腹股沟、近侧腹股沟、大腿内上1/3、肛周皮肤。 （3）冲洗完毕后，干棉签依次同方向擦干。 （4）撤去便盆，用第一张卫生纸擦干臀部水渍，第二张卫生纸擦干对侧会阴部及对侧腹股沟水渍，第三张卫生纸擦干近侧会阴部及近侧腹股沟水渍。	（1）递便盆时应注意便盆（或尿壶）的清洁及完整性；天冷时应先用热水温暖便盆。 （2）清洁男性时先往后推包皮，由尿道口起环形擦洗。 清洁过程中观察并询问患者有无不适。
整理用物	（1）撤去中单和手套，协助穿好裤子，拉平患者衣服，确保身下衣服无皱褶，整理衣领，盖好盖被。 （2）询问患者的感受，有无其他需要；协助取舒适体位。 （3）整理床单位，放下床栏，收起屏风，开窗通风。 （4）清理物品，放回原处。 （5）洗手。	

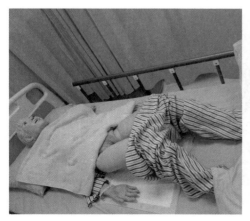

图2-56　安置体位

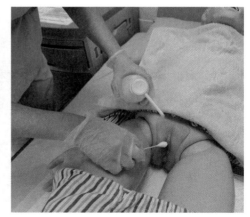

图2-57　会阴冲洗

5. 注意事项

（1）进行会阴部擦洗时，手持棉签、毛巾或纱布不可来回反复冲洗或擦拭，每冲洗、擦洗一处需更换棉球、纱布或变换毛巾部位。

（2）操作过程中减少暴露，注意保暖，并保护患者的隐私。

（3）注意控制水量，保持患者的衣服及床单位清洁干燥。

（4）清洗过程中经常与患者沟通，了解其感受；注意观察患者的反应，如出现寒战、面色苍白等情况，应立即停止操作，给予适当处理，通知医护人员，让患者休息并注意保暖。

（5）患者会阴部或直肠手术后，应使用无菌棉球擦净手术部位及会阴部周围。

（6）留置导尿管者，由尿道口处向远端依次用消毒棉球擦洗。

（7）女性患者月经期宜采用会阴冲洗。

六、清理床单位

病床单位是指住院期间医疗机构提供给患者使用的家具和设备，它是患者在住院期间休息、睡眠、饮食、排泄、治疗与护理等活动的最基本生活单位。床单位要定期清理，床上用品需定期整理、更换，保持整洁。

（一）　备用床

1. 目的

保持病室和床单位整洁，准备接收新患者，适用于无患者的床单位。

2. 评估要点

（1）床单位设施是否齐全，功能是否完好。

（2）用物是否齐全、整洁。

（3）床旁设施，如呼叫装置、照明灯是否完好等。

3. 操作准备

（1）环境准备：环境清洁、通风，病室内无患者正在进食或治疗。

（2）护理员准备：着装整洁，修剪指甲，洗净双手，佩戴口罩。

（3）物品准备：床垫、（自下而上按使用顺序放置）枕芯、枕套、棉胎或毛毯、被套、大单，必要时备床褥。

4. 操作步骤（表 2-16）

表 2-16　铺备用床的操作步骤

操作步骤	操作方法	注意事项
备物检查	（1）携用物至床旁，移床旁椅或护理车于床尾正中，距床尾 15cm。 （2）将用物放椅上或护理车上。	
移开桌椅	移开床旁桌，距床头 20cm。	
检查床垫	检查床垫或根据需要翻转床垫。	避免床垫长期受压发生变形。
铺底单（大单法）	（1）大单横、纵线对齐放于床垫上，同时向床头、床尾一次打开。 （2）近侧大单向近侧下拉散开，对侧大单向远侧散开。 （3）包角（图 2-58）：①一手托起床垫一角，另一手伸过床中线将大单折入床垫下。②在距床顶端约 30cm 处，向上提起大单边缘，使其同床边垂直，呈三角形。③以床沿为界，将三角形分为两半，上半三角形暂时放在床上，先将下半三角平整地塞入床垫下，再将上半三角翻下塞入床垫下。④至床尾，将大单收紧，对齐中线同法铺好近侧床尾大单。 （4）护理员站在床中间，两手下拉大单中部边缘，平整塞于床垫下。 （5）转至床对侧，同法铺对侧大单。	（1）铺大单顺序：先近侧后对侧；先床头，后床尾。 （2）在进行操作①②时避免交叉手。
套被套（开口向尾）	（1）被套横、纵中线对齐床头中线放置，分别向床尾和两侧打开，开口向床尾。 （2）套被套（图 2-59）：①被套尾部开口端打开 1/3。②棉胎放于被套尾端开口处。③拉棉胎前端中间；④先充实远侧棉胎角于被套顶角，展开远侧棉胎平铺于被套内。⑤再充实近侧棉胎角于被套顶角处，展开近侧棉胎平铺于被套内。 （3）移至床尾，将棉胎两侧与被套侧缘对齐，逐层拉平并系好被套开口端系带。	在进行操作③④⑤时应保证被头充实。
折叠被筒	（1）将两侧盖被内折，与床沿平齐（图 2-60）。 （2）将尾端内折，与床尾平齐。	
套枕套	将枕套套于枕芯外，横放于床头。	开口背门。
移回桌椅	移回床旁桌、椅。	
整理洗手	整理用物，洗手。	

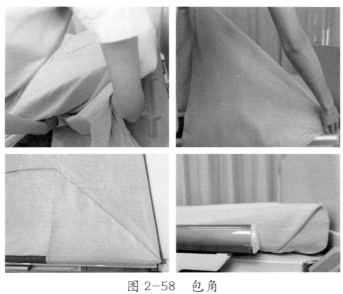

图 2-58　包角

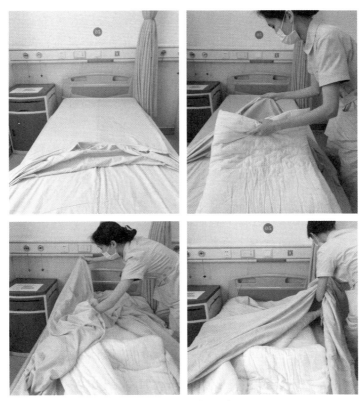

图 2-59　套被套

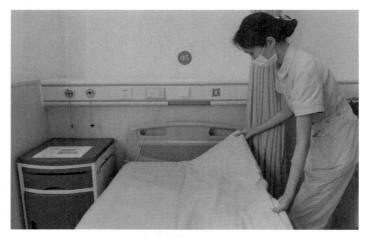

图 2-60 折叠被筒

5. 注意事项

（1）床单位符合实用、耐用、舒适、安全的原则。

（2）病室及床单位整洁、美观。

（3）大单和被套的中线与床中线对齐，四角平整、紧实，枕头平整。

（4）操作时注意省时节力，动作轻、稳，避免尘埃飞扬。

（二）　暂空床

1. 目的

为新入院患者或患者外出检查及离床活动时铺置，保持病室和床单位整洁。

2. 评估要点

（1）患者的病情是否允许其暂时离床活动。

（2）新入院患者的意识、诊断、病情，是否有伤口或引流管等情况。

3. 操作准备

（1）环境准备：环境清洁、通风，病室内无患者正在进食或治疗。

（2）护理员准备：着装整洁，修剪指甲，洗净双手，佩戴口罩。

（3）患者准备：①接收新入院患者后将备用床改为暂空床。②暂时离床活动或外出检查的患者了解操作目的和方法，愿意配合。

（4）物品准备：同备用床，必要时备橡胶中单和中单（或一次性中单）。

4. 操作步骤（表2-17）

表 2-17　铺暂空床的操作步骤

操作步骤	操作方法	注意事项
"备物检查"至"折叠被筒"步骤同备用床	铺好大单，套好被套，卷好被筒。	
折叠盖被	将盖被上端内折，扇形三折于床尾，使之平齐（图2-61）。	方便患者上下床活动。
余同备用床		

5. 注意事项

（1）同备用床注意事项。

（2）用物准备符合病情需要。

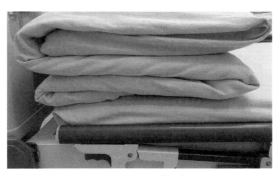

图 2-61　折叠盖被

（三）　麻醉床

1. 目的

（1）便于接收和护理麻醉手术后的患者，保护床上用物不被血渍、呕吐物等污染。

（2）保持病室和床单位整洁，促进患者安全、舒适，预防并发症。

2. 评估要点

（1）患者的诊断、病情、手术和麻醉方式及伤口、管道情况。

（2）手术后所需的治疗和护理物品等。

（3）病床、床单位设施性能是否完好。

3. 操作准备

（1）环境准备：环境清洁、通风，室内无患者正在进食或治疗。

（2）护理员准备：着装整洁，修剪指甲，洗净双手，佩戴口罩。

（3）物品准备：同备用床，另备橡胶中单和中单（或一次性中单），并协助护士根据患者病情、手术和麻醉方式准备术后治疗、护理和抢救物品，如给氧、吸痰装置、心电监护仪（血压计、听诊器）等。

4. 操作步骤（表 2-18）

表 2-18　铺麻醉床的操作步骤

操作步骤	操作方法	注意事项
"备物检查"至"铺底单"步骤同备用床	铺好近侧大单。	
铺橡胶中单和中单（或一次性中单）	（1）铺橡胶中单和中单，将橡胶中单和中单边缘下垂部分一并塞于床垫下。 （2）转至对侧，分层铺好对侧大单、橡胶中单和中单。	中单应完全遮盖住橡胶中单。
套被套	同备用床"套被套（开口向尾）"步骤。	
折叠盖被	同备用床折叠被筒后，将盖被三折叠于一侧床边，开口向门。	
套枕套	将枕套套于枕芯外，横立于床头（图 2-62）。	开口背门。
移回桌椅	将床旁桌移回原处，床旁椅移至盖被折叠侧。	
整理洗手	整理用物，洗手。	

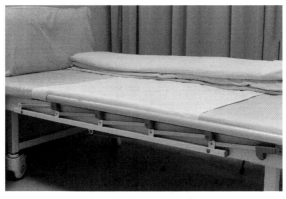

图 2-62　麻醉床

5. 注意事项

（1）同备用床注意事项。

（2）铺麻醉床时应更换洁净的大单、中单、被套、枕套，保证术后患者舒适，预防并发症。

（3）根据患者的麻醉方式和手术部位铺橡胶中单和中单：颈、胸部手术及全麻后铺于床头；腹部手术铺在床中部，橡胶中单和中单的上缘应距床头 45 ～ 50cm；下肢手术铺于床尾；非全麻时铺于手术部位。

（四）　协助卧床患者更换床单

协助卧床患者更换床单法主要适用于昏迷、瘫痪、高热、大手术后或年老体弱等病情较重、长期卧床、活动受限生活不能自理或自理能力缺陷的患者。

1. 目的

（1）保持病室和床单位整洁、美观、舒适。

（2）保证患者舒适度，预防发生压疮等并发症。

2. 评估要点

（1）患者的病情、意识、心理、自理能力及合作程度。

（2）患者的肢体活动度及身上有无导管、伤口及位置。

3. 操作准备

（1）环境准备：环境清洁、通风，室内无患者正在进食或治疗。

（2）护理员准备：①明确患者的肢体活动度及身上有无管道、伤口及位置。②了解床单位清洁程度。③着装整洁，修剪指甲，洗净双手，佩戴口罩。

（3）患者准备：了解操作目的和方法，患者及家属愿意配合。

（4）物品准备：按顺序放置枕套、被套、一次性中单、大单，床刷及床刷套或一次性床刷，清洁衣裤（必要时）。

4. 操作步骤（表 2-19）

表 2-19　协助卧床患者更换床单的操作步骤

操作步骤	操作方法	注意事项
沟通解释	(1) 询问床号、姓名，了解身体状况及床单位清洁程度。 (2) 解释并取得配合。	

续表

操作步骤	操作方法	注意事项
移开桌椅	（1）移开床旁桌，距床头 20cm。 （2）床旁椅或护理车置于床尾正中，距床尾 15cm，用物放床旁椅上或护理车上。	
松被翻身	（1）拉起对侧床栏。 （2）松开床尾盖被。 （3）协助移患者至对侧，使患者侧卧，背向护理员，观察背部皮肤。	妥善安置各类导管和输液装置。
松单扫床	（1）松开近侧各层单。 （2）卷污中单：将一次性中单内卷至床中线，塞于患者身下（图 2-63）。 （3）卷污大单：将污大单内卷至床中线，塞于患者身下（图 2-64）。 （4）由床头至床尾清扫床垫。	
铺近侧单	（1）将清洁大单对齐床中线展开，近侧大单向近侧下拉散开。 （2）将对侧清洁大单内卷至床中线，塞于患者身下（图 2-65），按备用床铺大单步骤铺好近侧大单。 （3）将清洁的一次性中单铺于大单上，近侧部分下拉至床缘，对侧部分内卷至床中线，塞于患者身下（图 2-66）。 （4）将近侧一次性中单边缘塞于床垫下。	在进行操作（3）时，根据患者病情在需要的位置铺一次性中单。
移枕翻身	将枕头移向近侧，协助患者卧于近侧，拉起近侧床栏。	保护患者安全。
铺对侧单	（1）转至对侧，松开各层污单，将污中单内卷放入医疗垃圾桶，将污大单从床头内卷至床尾放于污衣袋中。 （2）扫净床垫，取下床刷套。 （3）将各层单子拉平，同法铺好各层床单。	在进行操作（1）时，污单不要丢地上。
协助平卧	将枕头移至中间，协助患者平卧。	
更换被套、枕套	（1）解开被尾系带，将清洁被套平铺于原盖被上，打开被尾 1/3。 （2）将污被套内棉胎竖叠三折后，再按"S"形折叠拉出，装入清洁被套内，按备用床套被套步骤将棉胎展平，系好被尾系带。 （3）从床头至床尾撤出污被套，放入污衣袋内。 （4）折叠盖被，被尾内折与床尾平齐。 （5）取出枕头，更换枕套并拍松，置于患者头下。	在进行操作（5）时，开口背门。

续表

操作步骤	操作方法	注意事项
整理洗手	（1）协助患者取舒适卧位，询问感受。 （2）开窗、通风。 （3）移回床旁桌、椅，整理用物，污单送洗。 （4）洗手。	

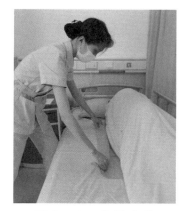 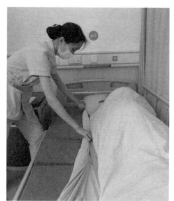

图 2-63　卷污中单　　　　图 2-64　卷污大单

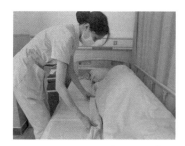 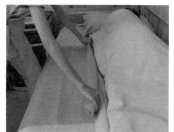

图 2-65　铺清洁大单　　　　图 2-66　铺清洁中单

5. 注意事项

（1）床上用物定期更换，若有污染及时更换，保证床单位整洁，患者舒适。

（2）不宜过多翻动和暴露患者，防止患者坠床或导管脱落。

（3）操作时注意省时节力，同时更换多张床位时，注意防止交叉感染。

（4）观察患者反应，若出现异常，立即停止操作，通知医护人员处理。

第五节　睡眠照护

一、睡眠的相关知识

（一）　睡眠的概念

睡眠是一种周期发生的知觉的特殊状态，由不同时相组成，对周围环境可相对地不做出反应。睡眠是休息的一种重要形式，是人类的基本生理需要。

（二）　睡眠的生理特点

睡眠是一种生物节律，一种周期现象，循环发生，一般每日一个周期。睡眠时视、触、嗅、听等感觉减退，骨骼肌反射和肌肉紧张度减弱，自主神经功能可出现一系列改变，如血压下降、心率减慢、呼吸变慢、瞳孔缩小、代谢率降低、尿量减少等。

（三）　影响睡眠的因素

1. 生理因素

（1）年龄因素：一般来说个体的睡眠时间与年龄成反比，随着年龄的增长，睡眠时间逐渐减少。

（2）内分泌变化：女性在月经期常出现疲乏、嗜睡。绝经期女性由于内分泌的变化会引起睡眠紊乱。

（3）昼夜节律：睡眠一般发生在昼夜性节律的最低期，与人的生物钟保持一致。如果人的睡眠不能与昼夜性节律协同一致，如时差改变、日夜班交替，会造成生物节律失调，引起睡眠紊乱。一般要 3 ~ 5d 才能恢复正常。

（4）疲劳：适度的疲劳有助于入睡，而过度疲劳则难以入睡。

2. 病理因素

几乎所有疾病都会影响原有的睡眠型态。

（1）躯体不适：患病的人需要更多的睡眠时间。然而，心脏病、青光眼或白内障、肿瘤、支气管炎等慢性疾病及各种疼痛性疾病，如关节炎、癌症、胃肠疾病、甲状腺功能亢进会造成躯体不适、疼痛、心悸、咳嗽、呼吸困难等，易引起入睡困难。另外治疗带来的不适感（如留置胃管、尿管等）也可能影响患者的睡眠。

（2）精神疾病或情绪障碍：精神疾病或情绪障碍可直接影响睡眠，如内向性格者遇到问题时，容易产生低沉、忧郁等情绪，心绪繁杂，夜里难以入睡。焦虑、紧张或情绪过分激动都会影响睡眠，造成入睡困难，过度觉醒。

（3）其他：频繁的夜尿会干扰睡眠和睡眠周期，引起睡眠时间减少，睡眠质量下降，如膀胱功能减退、尿道炎或前列腺炎等疾病可能引起夜尿增多，患者频繁如厕影响睡眠。

3. 药物因素

治疗疾病的某些药物可能会对睡眠带来不良的影响。

（1）利尿剂：利尿剂的应用会导致夜尿增多，频繁起夜而影响睡眠。

（2）安眠药：安眠药短时内能够加速睡眠，长期不当使用，可产生药物依赖，加重原有的睡眠障碍。

（3）乙醇、尼古丁：是导致失眠的诱因。

（4）兴奋药：某些药物如甲状腺素、氨茶碱、利血平等可引起失眠。

（5）减肥药：有的减肥药由于作用于神经，会影响睡眠质量。此种失眠在停用此类药物后有所缓解。

4. 环境因素

在熟悉、舒适的环境中有利于入睡并保持睡眠状态，反之，则会干扰睡眠。

（1）陌生的环境：处在需要保持警惕的环境下（如守护患者）。

（2）医疗护理工作的频繁干扰：如病房监护仪器的报警声、治疗车轮的摩擦声、病房的开关门声等。

（3）环境的复杂性：如光线、天气、温湿度、床的硬度或被褥的厚薄及同室病友是否打鼾等。

5. 心理因素

患者在治疗期间可产生紧张、焦虑情绪，心理压力增大，如过分担心治疗费用、疾病预后、生活自理能力恢复程度等，同时社会支持度、家庭状况等原因也会造成失眠。另外，情绪激动，如兴奋、喜悦、恐惧等引起焦虑悲伤的情况时，机体一时不能调整适应也会出现入睡困难、易醒等失眠症状。

6.饮食因素

（1）食物：过于饥饿、食物过敏、晚餐吃得过多或过于油腻导致消化不良而影响睡眠。

（2）饮料：睡前饮水过多会引起夜尿增多。浓茶、咖啡、可乐中含有咖啡因，会使人兴奋难以入睡，即使入睡也容易中途醒来，且总睡眠时间缩短。

7.个人习惯

当睡前习惯（如习惯独眠、习惯某一陪伴者等）被改变后都会影响睡眠的质量。另外，睡前任何种类的身心强烈刺激，如习惯睡前看恐怖电影或听恐怖故事、在睡前受到严厉的责备或进行剧烈的活动等也会影响睡眠。

二、失眠

（一）　失眠的概念

失眠是临床上最常见的睡眠障碍，是以入睡及睡眠维持困难为主要表现的一种常见的睡眠障碍，是睡眠质量或数量不能满足正常需求的一种主观体验。

（二）　失眠的主要表现

（1）入睡困难：难以入睡，入睡时间超过30min。

（2）睡眠质量下降：睡眠不深（夜间觉醒大于2次）、睡眠时间减少，多梦、早醒，醒后不易再睡，醒后不适。

（3）日间功能障碍：在上述症状基础上可有一些伴随症状。如：①精神萎靡、疲劳或机体不适。②注意力不集中或记忆力减退。③社交能力降低。④情绪波动大、烦躁、易激惹。⑤日间嗜睡。⑥学习工作中发生错误的倾向增加。⑦紧张、头晕、头痛其他躯体症状。⑧极度关注失眠结果。

三、促进睡眠的措施

（一）　满足患者身体舒适需要

（1）倾听患者所述不适。

（2）配合护士采取相应的措施缓解不适（如协助患者卧于舒适体位，保持呼吸道通畅）。

（3）睡前协助患者取下义齿、配饰，做好卫生护理。

（二） 减轻患者的心理压力

（1）加强沟通，共同讨论影响睡眠的原因，解决失眠问题。

（2）配合护士尽量转移患者对失眠问题的注意力。

（三） 创建良好的睡眠环境

（1）控制室内环境温度及湿度，室内放置温湿度计，室温一般为 18 ~ 22℃，新生儿、老年病室为夏季为 22 ~ 24℃。湿度为 50% ~ 60%。

（2）保持卧具清洁、干燥，被褥和枕头的厚度及硬度合适。

（3）睡前进行居室的通风换气，清除室内异味及污浊空气。

（4）睡前拉好窗帘，光线柔和并关闭顶灯，开启壁灯或地灯。

（5）色彩墙壁颜色淡雅，可避免患者情绪兴奋或焦虑。

（6）照护人员夜间操作及巡视做到走路轻、操作轻、开关门轻、说话轻。

（四） 帮助患者建立良好睡眠习惯

（1）合理安排日间活动，白天适当锻炼，避免在非睡眠时间卧床，晚间固定就寝时间和卧室，保证人体需要的睡眠时间，不要熬夜。

（2）防止饥饿影响睡眠，忌食不易消化的食物，可进食少量易消化的食物或热饮，如肉制品、乳制品、豆类，能促进入睡，缩短入睡时间。避免使用咖啡、茶、尼古丁以及其他刺激性物质，尤其睡前 4 ~ 5h 避免饮用。夜间避免过多饮水，睡前排空二便，减少夜间如厕的频率。

（3）睡前可听轻音乐、看书或做放松操来放松心情。

（4）适当使用眼罩或者耳塞。

第六节　排痰照护

一、协助有效咳嗽

（一）　有效咳嗽概念

有效咳嗽是指在咳嗽时通过增大呼气压力，增强呼气流速，从而促进气道远端分泌物有效排出的技术，是能有效排出痰液的咳嗽方法。

（二）　协助有效咳嗽操作

1. 目的

排出痰液，保持呼吸道通畅，预防感染。

2. 评估要点

（1）患者的病情、意识和配合程度。

（2）患者咳痰能力、痰液黏稠度、咳痰的次数与时间。

（3）患者有无伤口，伤口的位置。

（4）患者进食时间。

3. 操作准备

（1）环境准备：环境整洁、明亮，温湿度适宜。

（2）护理员准备：着装整洁，洗净双手，佩戴口罩。

（3）患者准备：理解有效咳嗽的目的、方法和注意事项，能配合操作。

（4）物品准备：纸巾、记录单、笔，必要时备软枕、痰杯。

4. 操作步骤（表 2-20）

表 2-20　协助有效咳嗽的操作步骤

操作步骤	操作方法	注意事项
沟通解释	（1）询问床号、姓名，了解进食时间。 （2）解释并取得配合。	选择饭前或者饭后 2h 实施。

续表

操作步骤	操作方法	注意事项
安置体位	协助患者取坐位或半卧位，屈膝（也可在膝上放软枕），上身稍微往前倾，双手抱膝部（图2-67）。	尽可能取坐位。
指导深吸气	嘱患者先轻轻咳嗽几下，再深吸气，后屏气3～5s（图2-68）。	有伤口的患者，护理员应双手轻压在伤口两侧，避免牵扯到伤口引起疼痛。
有效咳嗽	（1）嘱患者腹肌用力，做爆破性咳嗽，将痰液咳出（图2-69）。必要时留取痰标本。 （2）洗手，记录。	

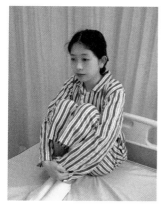

图 2-67　双手抱膝

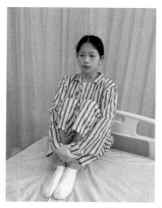

图 2-68　深吸气

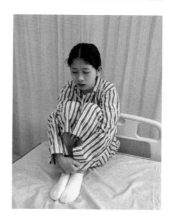

图 2-69　爆破性咳嗽

5.注意事项

（1）指导患者经常变换体位、多喝水，有利于痰液咳出。

（2）如痰液黏稠，可以先雾化吸入后再进行有效咳嗽排痰。

（3）患者胸部剧烈疼痛时，应疼痛缓解后再进行有效咳嗽。

二、协助叩背

（一）　叩背相关知识

叩背又称背部叩击或拍背，是指用手掌叩击背部，借助振动，使呼吸道内的分泌物松动、脱落而排出体外的技术。

适用于长期卧床、久病体弱无力排痰者。禁用于肋骨骨折、有病理性骨折史、咯血及肺水肿等患者。

（二）　协助叩背操作

1. 目的

排出呼吸道痰液，避免痰液蓄积，保持呼吸道通畅。

2. 评估要点

（1）患者的病情、意识和配合程度。

（2）患者胸部有无骨折及伤口。

（3）患者咳痰能力及痰液黏稠度。

（4）患者进食时间。

3. 操作准备

（1）环境准备：环境整洁、明亮，温湿度适宜。

（2）护理员准备：着装整洁，洗净双手，佩戴口罩。

（3）患者准备：理解叩背的目的、方法和注意事项，能配合操作。

（4）物品准备：纸巾、记录单、笔，必要时备软枕、痰杯。

4. 操作步骤（表 2-21）

表 2-21　协助叩背的操作步骤

操作步骤	操作方法	注意事项
沟通解释	(1) 询问床号、姓名，了解进食时间。 (2) 解释并取得配合。	饭前 30min 或饭后 2h 实施。
安置体位	协助患者取坐位或侧卧位。	
协助叩背	(1) 叩击手法：护理员五指并拢弯曲，手背隆起，手掌中空状态，放松腕、肘、肩部，用手腕力量（图 2-70）。 (2) 叩击方法：叩击力度适中，以患者能承受为宜，叩击频率适宜，有节奏地叩击背部。 (3) 叩击顺序：由下至上，由外至内，由两侧向中央（图 2-71）。	(1) 切忌手掌平展进行叩击，引起患者疼痛。 (2) 叩击过程中注意观察患者病情。
指导有效咳嗽	叩背同时，鼓励患者深吸气后用力咳嗽。必要时留取痰标本。	
整理记录	(1) 协助患者取舒适体位。 (2) 整理床单位，洗手，记录。	

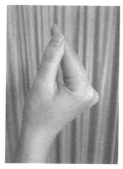

图 2-70 中空掌

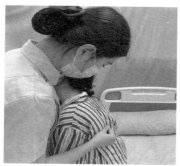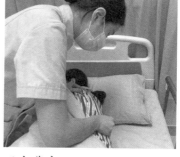

图 2-71 叩击背部

5. 注意事项

（1）叩击时患者应穿单层衣服，不可在裸露的皮肤上叩击。

（2）叩击时应避开乳房、心脏、脊柱、肋缘以下部位以及拉链、纽扣等位置。

（3）叩击排痰过程中患者出现喘息、心跳加快、面色青紫，必须立刻停止，并通知医护人员进行处理。

（4）在雾化吸入之后进行叩背排痰，效果会更好。

三、协助雾化吸入

（一） 雾化吸入相关知识

1. 雾化吸入的方式

常用的雾化吸入法有压缩雾化吸入、超声雾化吸入、氧气雾化吸入、手压式雾化吸入等。临床常用压缩雾化吸入法和氧气雾化吸入法。

2. 雾化吸入常用药物

常用的雾化吸入药物有布地奈德、特布他林、异丙托溴铵、盐酸氨溴索、妥布霉素、乙酰半胱氨酸等。

（二） 协助雾化吸入操作（以压缩雾化吸入为例）

1. 目的

湿化呼吸道，消炎祛痰、止咳，保持呼吸道通畅。

2. 评估要点

（1）患者的病情、意识、自理能力和配合程度。

（2）患者呼吸道情况、用药情况。

（3）患者面部、口腔和鼻腔黏膜的情况。

3. 操作准备

（1）环境准备：环境整洁、明亮、安全，室温适宜。

（2）护理员准备：着装整洁，洗净双手，佩戴口罩。

（3）患者准备：理解压缩雾化吸入的目的、方法和注意事项，能配合操作。

（4）物品准备：压缩雾化吸入器1套、药液、弯盘、杯子、漱口水、纸巾。

4. 操作步骤（表2-22）

表 2-22 协助雾化吸入的操作步骤

操作步骤	操作方法	注意事项
连接装置	(1) 检查压缩雾化吸入器各部件是否完好。 (2) 连接压缩雾化吸入器各部件。 (3) 将备好的药液注入喷雾器内。	
沟通解释	(1) 询问床号、姓名，解释并取得配合。 (2) 协助患者取舒适体位。	操作前 1h 禁食。
雾化吸入	(1) 连接电源，打开机器开关。 (2) 嘱患者手持雾化器，当出雾均匀时，指导患者进行雾化吸入（图2-72）：①如使用口含嘴，指导患者紧闭口唇，深吸气，用鼻呼气。②如使用面罩，协助戴好面罩，紧贴口鼻，指导患者深吸气，用口鼻呼气。	指导患者深而慢地呼吸。
加强观察	观察患者雾化吸入的情况和雾化吸入装置的情况。	当患者出现面色苍白、出冷汗、心跳加快时，应立即停止。
结束雾化	(1) 当雾变稀薄的时候，立即停止治疗。 (2) 雾化结束后，取下口含嘴或面罩，关电源开关，拔下空气导管。	雾化吸入后30min内禁食。
整理记录	(1) 协助患者漱口，擦脸，取舒适体位。 (2) 拆开压缩雾化器的所有部件，进行清洁，口含嘴浸泡消毒。 (3) 整理用物，洗手，记录。	口含嘴浸泡1h后，再洗净晾干备用，防止交叉感染。

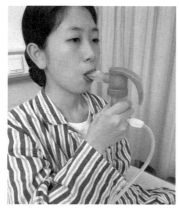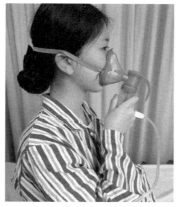

图 2-72 雾化吸入

5. 注意事项

（1）注意观察患者痰液排出情况。

（2）雾化吸入后协助患者翻身、叩背，及时排出痰液，尤其是体弱、无力咳嗽者。

（3）压缩雾化器要放在平坦、光滑的台面上，不能放在毛毯或粗糙的表面，不能覆盖机器表面，避免堵塞通风口损坏机器。

第七节　排泄照护

一、协助使用尿壶

（一）　尿壶相关知识

尿壶常用的材质有塑料、搪瓷等。根据使用人群性别不同有男用尿壶、女用尿壶。

（二）　协助使用尿壶操作

1. 目的

协助卧床及生活不能自理的患者在床上排尿，满足排泄需求。

2. 评估要点

（1）患者的病情、意识、配合程度。

（2）患者排尿情况、有无尿意，肢体活动能力。

（3）患者会阴部皮肤、黏膜情况。

3. 操作准备

（1）环境准备：环境整洁明亮，调节室温为 22 ～ 24℃，关门窗，床帘遮挡。

（2）护理员准备：着装整洁，洗净双手，佩戴口罩。

（3）患者准备：理解使用尿壶的目的、方法和注意事项，能配合操作。

（4）物品准备：尿壶、一次性护理垫、一次性薄膜手套、卫生纸，必要时备温水、小毛毯。

4. 操作步骤（表 2-23）

表 2-23　协助使用尿壶的操作步骤

操作步骤	操作方法	注意事项
检查尿壶	检查尿壶有无破损、裂痕、毛刺等，是否清洁干燥。	冬天可温热尿壶口。
沟通解释	（1）询问床号、姓名，了解身体状况。 （2）解释并取得配合。	

续表

操作步骤	操作方法	注意事项
安置体位	(1) 妥善放置并固定输液管、引流管等管道。 (2) 臀下垫一次性护理垫。 (3) 协助患者取屈膝仰卧位或侧卧位（图 2-73）、（图 2-74）。 (4) 脱裤子至双膝。	(1) 防止管道滑脱、扭曲、受压等。 (2) 侧卧位适用于男性患者。
协助排尿	(1) 男患者：将阴茎放入尿壶内，嘱患者自行排尿（图 2-75）。 (2) 女患者：尿壶紧贴会阴部，嘱患者自行排尿（图 2-76）。 (3) 女患者也可选用便盆（图 2-77）。 (4) 如排尿不畅，可诱导排尿。	(1) 冬天可用小毛毯保暖。 (2) 病情允许，可让患者扶着尿壶柄。
取出尿壶	(1) 取出尿壶，观察尿液的颜色、气味、量等。 (2) 擦净会阴部，协助患者穿好衣裤，撤出一次性护理垫。	动作轻柔，避免损伤皮肤。
整理记录	(1) 协助患者取舒适体位。 (2) 整理床单位，撤去床帘，开窗通风。 (3) 倒尿液，冲洗尿壶，消毒，晾干备用。 (4) 洗手，记录。	

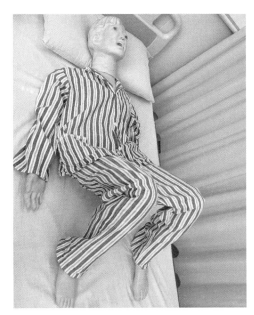

图 2-73　屈膝仰卧位

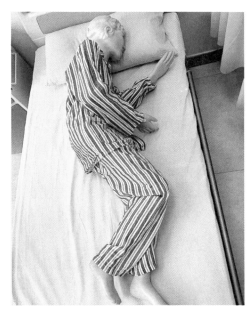

图 2-74　侧卧位

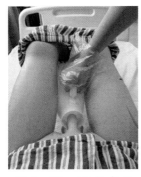 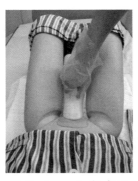 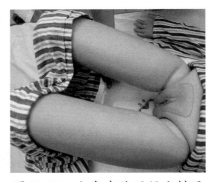

图 2-75　男患者使用尿壶　　图 2-76　女患者使用尿壶　　图 2-77　女患者使用便盆排尿

5. 注意事项

（1）尊重患者，做好遮挡、消音，保护隐私。

（2）掌握患者排尿规律，保持患者清洁，减少衣物污染。

（3）患者排尿时，不要催促，避免其紧张。

二、协助使用便盆

（一）　便盆相关知识

便盆常用的材质有塑料、搪瓷等。塑料便盆轻便，搪瓷便盆较笨重，临床上塑料便盆使用较广泛。

（二）　协助使用便盆操作

1. 目的

协助卧床及生活不能自理的患者在床上排便，满足排泄需求。

2. 评估要点

（1）患者病情、意识、配合程度。

（2）患者排便情况、有无便意，肢体活动能力。

（3）肛门及周围皮肤情况。

3. 操作准备

（1）环境准备：环境整洁明亮，调节室温为 22 ~ 24℃，关门窗，床帘遮挡。

（2）护理员准备：着装整洁，洗净双手，佩戴口罩。

（3）患者准备：理解使用便盆的目的、方法和注意事项，能配合操作。

（4）物品准备：便盆、一次性护理垫、一次性薄膜手套、卫生纸，必要时备温水、小毛毯。

4. 操作步骤（表 2-24）

表 2-24　协助使用便盆的操作步骤

操作步骤	操作方法	注意事项
检查便盆	检查便盆有无破损、裂痕、毛刺等，是否清洁干燥。	冬天可温热便盆。
沟通解释	(1) 询问床号、姓名，了解身体状况。 (2) 解释并取得配合。	
安置体位	(1) 妥善放置并固定输液管、引流管等管道。 (2) 臀下垫一次性护理垫。 (3) 协助患者取屈膝仰卧位或侧卧位。 (4) 脱裤子至双膝。	(1) 防止管道滑脱、扭曲、受压等。 (2) 臀部不能抬高者，取侧卧位。
协助排便	(1) 协助患者排便：①屈膝仰卧位放置便盆，嘱患者脚踩床面，抬高臀部，护理员一手托起患者的臀部，另一手将便盆置于臀下，便盆扁平端朝向患者头部，协助患者躺好（图 2-78）。②侧卧位放置便盆，将便盆置于患者臀部，一手扶住便盆，另一手帮助患者恢复平卧位（图 2-79）。 (2) 询问患者是否需要护理员在一旁协助。如不需要，护理员在床帘外或门外等候。	(1) 在进行操作时，不可硬塞便盆，以免磨破患者皮肤。 (2) 冬天可用小毛毯保暖。 (3) 如在门外等候，注意不锁门。
取出便盆	(1) 排便结束，擦净肛门。 (2) 嘱患者脚踩床面，抬高臀部，一手将患者臀部托起，另一只手取出便盆。 (3) 观察二便的颜色、性质、量等。	动作轻柔，避免硬拉便盆。
整理记录	(1) 协助患者穿好衣裤，撤出一次性护理垫，取舒适体位。 (2) 整理床单位，撤去床帘，开窗通风。 (3) 倒粪便，冲洗便盆，消毒，晾干备用。 (4) 洗手，记录。	

5. 注意事项

（1）尊重患者，做好遮挡、除臭，保护隐私。

（2）掌握患者排便规律，保持床单位清洁，减少衣物污染。

（3）患者排便时，不要催促，以免患者紧张。

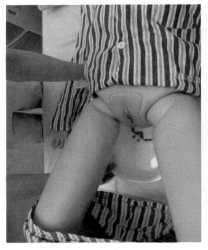
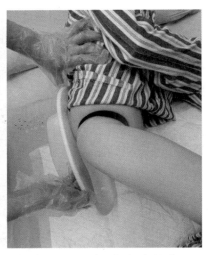

图 2-78　仰卧位放便盆　　　　图 2-79　侧卧位放便盆

三、协助使用尿片

（一）　尿片相关知识

1. 尿片的种类

（1）纸尿片：又称 U 型片，粘在内裤上使用。适用于自理能力较强，排泄量少的患者。

（2）纸尿裤：纸尿裤是一次性使用的产品，吸水量大。适用于卧床及行动不便且排泄量多的患者。

（3）裤型纸尿裤：又称拉拉裤，形状与短裤相似，穿法如短裤，便于患者使用。适用人群同纸尿裤。

2. 更换尿片的时机

（1）观察尿片的膨胀程度，如果从外面摸起来比较厚重，应更换尿片。

（2）每次排便之后应更换尿片。

（3）纸尿裤如有尿显条，可根据尿显条变色来判断。如果尿显条全部变色，说明已尿满，应更换尿片。

（二）　协助使用尿片操作（以纸尿裤为例）

1. 目的

保持患者皮肤清洁干燥，使患者感觉舒适，预防发生湿疹、压疮。

2. 评估要点

（1）患者的病情、意识、配合程度。

（2）纸尿裤的膨胀程度或尿显条的变色情况，有无粪便。

（3）患者会阴部皮肤、黏膜情况。

3. 操作准备

（1）环境准备：环境整洁明亮，室温适宜，关门窗，床帘遮挡。

（2）护理员准备：着装整洁，修剪指甲，洗净双手，佩戴口罩。

（3）患者准备：理解更换纸尿裤的目的、方法和注意事项，能配合操作。

（4）物品准备：纸尿裤、一次性护理垫、卫生纸，必要时备洗护用品。

4. 操作步骤（表 2-25）

表 2-25　协助使用尿片的操作步骤

操作步骤	操作方法	注意事项
沟通解释	(1) 询问床号、姓名，了解身体状况。 (2) 解释并取得配合。	
脱纸尿裤	(1) 臀下垫一次性护理垫。 (2) 协助患者取仰卧位，脱裤子，检查患者皮肤情况。 (3) 撕开粘扣的部位，贴于纸尿裤松紧带内面处。 (4) 将纸尿裤的前片向内面反折卷起（图 2-80）。 (5) 嘱患者屈膝，协助取侧卧位，取下纸尿裤。 (6) 将使用后的纸尿裤脏面向内卷成一团，丢弃于垃圾桶。	检查腹股沟、大腿内侧等处皮肤情况，如有发红、破损等异常，及时处理。
清洁臀部、会阴部	(1) 根据脏污的情况清洁臀部和会阴部，擦干。 (2) 观察臀部、会阴部皮肤情况和排泄物的颜色、性状、量等。	擦拭动作应轻柔。臀部、会阴部皮肤如有破损、发红等异常，及时处理。
穿纸尿裤	(1) 患者保持侧卧，将干净纸尿裤平铺于身后，再协助患者平卧（图 2-81）。 (2) 调整纸尿裤左右位置，使纸尿裤位于身体正下方。 (3) 将纸尿裤前片平整贴于腹部，再将粘扣粘于前腰贴区，松紧以伸入两指为宜（图 2-82）。 (4) 将腿侧裤缘弹性褶边向外拉出，防止尿液外漏（图 2-83）。	(1) 翻身动作轻柔，避免磨破皮肤。 (2) 在进行操作（3）时，可调整纸尿裤，使纸尿裤完全贴合身体。

续表

操作步骤	操作方法	注意事项
整理用物	(1) 协助患者穿好衣裤，撤出一次性护理垫。 (2) 协助患者取舒适体位。 (3) 整理床单位，撤去床帘，开窗通风。 (4) 洗手。	

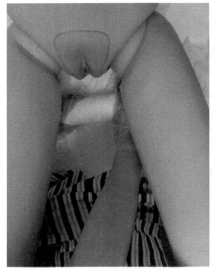

图 2-80　前片向内卷

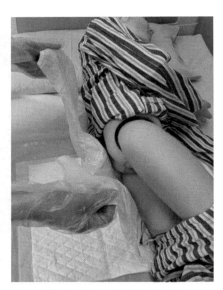

图 2-81　平铺纸尿裤

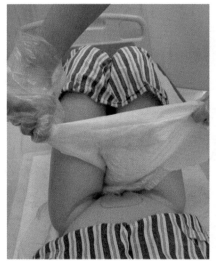

图 2-82　前片拉平整

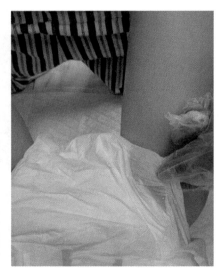

图 2-83　拉出弹性褶边

5. 注意事项

（1）操作时应动作轻柔。每次排便后，都要用温水清洁臀部。

（2）换下的污纸尿裤应置于垃圾桶，避免直接扔在地板上。

四、协助使用坐便器

（一）　使用坐便器相关知识

坐位排便适用于体力较弱但能下床排便、高血压、心脏病的患者。可协助患者在卫生间排便，亦可使用床旁坐便器排便。

（二）　协助使用坐便器操作

1. 目的

协助患者安全舒适地完成排便，满足患者排泄需求。

2. 评估要点

（1）患者的病情、生命体征、意识、配合程度。

（2）患者排便情况，有无便意。

（3）患者肢体功能，能否保持坐位，能否扶住把手。

（4）患者肛周及会阴部皮肤、黏膜情况。

3. 操作准备

（1）环境准备：环境整洁明亮，室温适宜，关门窗，床帘遮挡。

（2）护理员准备：着装整洁，洗净双手，佩戴口罩。

（3）患者准备：理解使用坐便器的目的、方法和注意事项，能配合操作；患者衣物宽松，腰带易于打开，鞋子大小合适、防滑。

（4）物品准备：坐便器、卫生纸、小毛毯，必要时备清洁用品。

4. 操作步骤（表 2-26）

表 2-26　协助使用坐便器的操作步骤

操作步骤	操作方法	注意事项
沟通解释	(1) 询问床号、姓名，了解身体状况。 (2) 解释并取得配合。	
协助坐起	(1) 协助患者床上坐起，在床沿坐稳。 (2) 整理好患者衣物，穿好外套，穿好鞋子。	衣着应便于穿脱，做好保暖。

续表

操作步骤	操作方法	注意事项
协助站起	护理员站在患者前面稍下蹲，双手抱着患者腰部，用膝部顶住患者膝部，嘱患者双手在护理员的颈后交叉相握，慢慢站起（图 2-84）。	提前告知患者配合的方法，及时沟通。
协助转移至坐便器旁	（1）扶持患者慢慢走到卫生间。 （2）协助患者移动到坐便器前面（图 2-85）。 （3）协助患者脱裤子。	必要时，可协助患者坐轮椅转移至卫生间如厕。
协助坐于坐便器	（1）扶好患者，嘱其双脚与肩同宽，重心后移。 （2）嘱患者握住坐便器的扶手，缓慢坐于坐便器上，坐稳（图 2-86）。 （3）将小毛毯盖在下半身。 （4）把呼叫铃放在患者能够到的地方。	告知患者排便不要太用力。
便后处理	（1）为患者擦净肛门，保持皮肤干净。 （2）协助患者站起，穿好裤子（图 2-87）。 （3）协助患者洗手。	叮嘱起身速度要慢，避免摔倒。
协助转移至床上	（1）扶持患者慢慢从卫生间转移到床上。 （2）协助患者取舒适卧位。	转移过程中，密切观察患者病情变化。
整理记录	（1）整理床单位，撤去床帘，开窗通风。 （2）坐便器规范消毒。 （3）洗手，记录。	

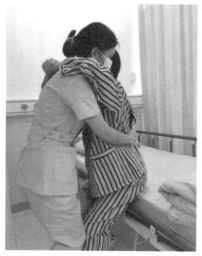

图 2-84　协助床旁站起

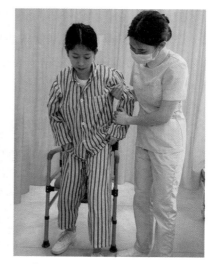

图 2-85　协助至坐便器前

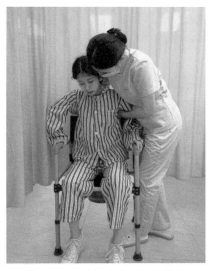
图 2-86　协助坐于坐便器

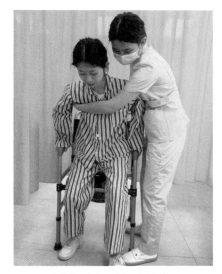
图 2-87　协助站起

5. 注意事项

（1）患者排便后应扶住身旁的支撑物，如护栏、凳子、墙壁扶手等起身，或由护理员协助站起，以免摔倒。

（2）保护患者隐私，做好遮挡、消音、除臭。

（3）选择带靠背及扶手的坐便器。

五、简易通便

（一）　简易通便相关知识

简易通便是一种借助通便剂、人工取便等方法协助患者排便的技术。适用于老年、体弱、久病卧床、慢性便秘的患者。心脏病患者、脊髓受伤者慎用人工取便。

常用的通便剂有开塞露、甘油栓、肥皂栓。

（二）　简易通便操作（以开塞露为例）

1. 目的

软化粪便，解除便秘，使患者舒适。

2. 评估要点

（1）患者的病情、意识、生命体征、配合程度。

（2）患者排便情况。

（3）患者肛门及周围皮肤、黏膜情况。

3. 操作准备

（1）环境准备：环境整洁明亮，室温适宜，关门窗，床帘遮挡。

（2）护理员准备：着装整洁，洗净双手，佩戴口罩。

（3）患者准备：理解简易通便的目的、方法和注意事项，能配合操作。

（4）物品准备：开塞露、卫生纸、剪刀、一次性薄膜手套、一次性护理垫、温水，必要时备便盆。

4. 操作步骤（表 2-27）

表 2-27　简易通便的操作步骤

操作步骤	操作方法	注意事项
沟通解释	（1）询问床号、姓名，了解身体状况。 （2）解释并取得配合。	嘱患者提前排尿。
安置体位	协助患者取左侧卧位，垫一次性护理垫，脱裤子到膝部，暴露臀部。	
使用开塞露	（1）戴手套，将开塞露封口端剪去或拔掉盖子，挤出少许液体润滑开口处。 （2）护理员左手分开臀部，右手将开塞露前端轻轻插入肛门，将液体缓慢挤入直肠内（图 2-88）。 （3）嘱患者保留 5 ～ 10min 后排便。	（1）挤开塞露时不松手，以防液体倒吸。 （2）必要时，可使用便盆协助排便。
清洁肛门	用温水清洁肛门，擦干。	
整理记录	（1）脱手套，协助患者穿裤子，撤出一次性护理垫，取舒适体位。 （2）整理床单位，撤去床帘，开窗通风。 （3）洗手，记录。	

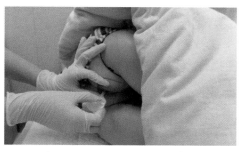

图 2-88　协助使用开塞露

5. 注意事项

（1）使用简易排便法时应动作轻缓，避免损伤肛周皮肤及直肠黏膜。

（2）开塞露封口处剪开后应修剪前端使其光滑，以免损伤直肠黏膜。

六、协助留取尿、粪标本

（一） 尿、粪标本相关知识

尿标本可分为常规标本、培养标本、12h 或 24h 标本；粪标本包括常规标本、寄生虫或虫卵标本、细菌培养标本、隐血标本。其中尿、粪常规标本是针对所有住院患者都需要采集的常规检查标本，是临床上常用的检验标本。

（二） 协助留取尿标本操作（以尿常规标本为例）

1. 目的

检查尿液的颜色、透明度，检查有无细胞及管型，同时能测定尿比重，进行尿蛋白及尿糖定性检测等。

2. 评估要点

（1）患者的病情、意识、配合程度。

（2）患者排尿情况，检验目的。

3. 操作准备

（1）环境准备：环境整洁明亮，室温适宜，关闭门窗，床帘遮挡。

（2）护理员准备：着装整洁，洗净双手，佩戴口罩。

（3）患者准备：理解留取尿标本的目的、方法和注意事项，能配合操作。

（4）物品准备：尿常规标本容器、一次性尿杯、一次性薄膜手套、便盆，必要时备尿壶、导尿包。

4. 操作步骤（表 2-28）

表 2-28 协助留取尿标本的操作步骤

操作步骤	操作方法	注意事项
沟通解释	（1）询问床号、姓名，核对检验申请单、尿常规标本容器、标签或条形码是否一致。 （2）解释并取得配合。	

续表

操作步骤	操作方法	注意事项
收集标本	（1）能自理的患者：嘱患者留取晨起第一次尿，指导患者留取中段尿（最开始排出的一段尿丢弃）于尿杯中，将收集好的尿液倒入尿常规标本容器里，一般留 10ml 左右（图 2-89）。 （2）不能自理的患者：协助患者使用便盆或尿壶，取其中少量尿液于尿常规标本容器里。 （3）留置导尿的患者：打开尿袋下方橡胶塞（即放尿端口）或导尿管末端取尿液，将尿液放入尿常规标本容器中。 （4）采集标本后，将盖子盖好（图 2-90）。	（1）不可将粪便混入尿标本。 （2）测尿比重需留 100ml。
观察标本	观察尿液的颜色、量、性状、气味等。	
整理用物	脱手套，协助患者穿裤子，取舒适卧位，整理床单位。	
及时送检	（1）将标本拿到护士站，专人送检。 （2）洗手，记录。	标本不可放置过久，以免影响检验结果

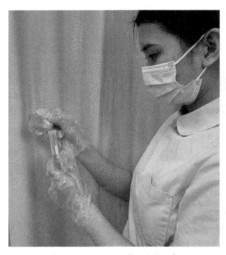
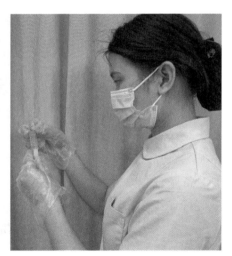

图 2-89　收集尿标本　　　　　　图 2-90　盖上尿标本

5. 注意事项

（1）女性患者月经期不宜留取尿标本，以免影响检验结果。

（2）早孕诊断试验应留取晨尿。晨尿浓度更高，未受食物影响，检验结果更准确。

（3）采集尿标本时，若会阴部分泌物过多，应清洁干净后再收集。

（4）采集尿标本时，若发现异常情况，应及时通知医护人员处理，不能擅自处理。

（三）　协助留取粪标本操作（以粪常规标本为例）

1. 目的

检查粪便的颜色、一般性状、细胞等。

2. 评估要点

（1）患者的病情、意识、配合程度。

（2）患者排便情况，检验目的。

3. 操作准备

（1）环境准备：环境整洁明亮，室温适宜，关闭门窗，床帘遮挡。

（2）护理员准备：着装整洁，洗净双手，佩戴口罩。

（3）患者准备：理解留取粪标本的目的、方法和注意事项，能配合操作。

（4）物品准备：一次性粪标本容器（内附检便匙），一次性薄膜手套，便盆。

4. 操作步骤（表 2-29）

表 2-29　协助留取粪标本的操作步骤

操作步骤	操作方法	注意事项
沟通解释	（1）备好用物至床旁。 （2）询问床号、姓名，核对检验申请单、尿常规标本容器、标签或条形码是否一致。 （3）解释并取得配合。	
收集标本	指导患者排便于便盆内或自行卫生间排便，用内附的检便匙采集蚕豆大小（约 5g）新鲜粪便于标本容器内（图 2-91）。	应挑取粪便异常部分，如黏液、脓液、血液等送检。
观察标本	（1）观察粪便的颜色、性状、气味等（图 2-92）。 （2）采集标本后，将盖子盖好。	
整理用物	（1）协助患者穿裤子，取舒适体位。 （2）整理床单位，撤去床帘，开窗通风。	
及时送检	（1）将标本拿到护士站，专人送检。 （2）洗手，记录。	标本不可放置过久，以免影响检验结果

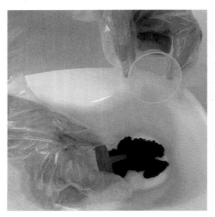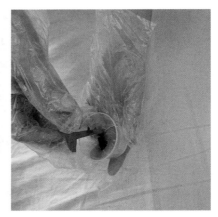

图 2-91　收集粪标本　　　　图 2-92　观察粪标本

5. 注意事项

（1）留取粪标本时，不得从尿片、便池、地板上选取粪便，以免影响检验结果。

（2）采集粪标本时，若发现异常情况，及时通知医护人员处理，不能擅自处理。

（3）应提前告知患者排尽尿液，以免尿液混入粪标本影响检验结果。

七、排尿、排便异常的照护

（一）　排尿异常的照护

1. 排尿异常的相关知识

临床常见的排尿异常有尿潴留、尿失禁、膀胱刺激征等。

尿潴留是指尿液大量存留在膀胱内而不能自主排出，伴有下腹胀痛，排尿困难等症状。

尿失禁是指排尿失去意识控制或不受意识控制，尿液不自主地流出。

膀胱刺激征是指患者表现出尿频、尿急、尿痛，且每次尿量少等症状。

2. 尿潴留患者的照护

（1）提供隐蔽的排尿环境：关闭门窗，床帘遮挡，请无关人员回避。

（2）取舒适的排尿体位或姿势：如蹲位。卧床患者病情允许可抬高上身或坐起排尿。

（3）诱导排尿：可听流水声或温水冲洗会阴部。

（4）热敷、按摩下腹部：注意按摩时不可用力，防止膀胱破裂。

（5）心理护理：安慰患者，消除其焦虑情绪，减轻其心理压力。

（6）健康教育：指导患者养成定时排尿的习惯，学会自我放松。

（7）经上述处理仍不能解除尿潴留时，应及时告知医护人员给予药物治疗或导尿。

3. 尿失禁患者的照护

（1）提供隐蔽的排尿环境：关闭门窗，床帘遮挡，请无关人员回避。

（2）做好皮肤清洁：保持皮肤干燥，经常翻身，避免压疮。

（3）外部引流：可用尿壶接尿液。

（4）适当摄入液体：指导患者每天白天摄入液体2000～3000ml，晚上睡前限制饮水。

（5）指导膀胱训练：定时使用便盆，指导患者进行盆底肌锻炼。

（6）心理护理：鼓励患者积极配合治疗及护理，树立战胜疾病的信心。

（7）对长期尿失禁的患者，应及时告知医护人员给予留置导尿。

（二）　排便异常的照护

1. 排便异常的相关知识

临床常见的排便异常有便秘、腹泻、排便失禁、肠胀气等。

便秘是指排便形态改变，次数减少，粪便干硬，排便困难。常伴有疲乏、食欲不振、腹胀、消化不良等症状。

腹泻是指正常排便形态改变，频繁排出松散稀薄的粪便甚至水样便。常伴有恶心、呕吐、腹痛等症状。

肠胀气是指胃肠道内有过多的气体积聚，不能排出。

2. 便秘患者的照护

（1）提供隐蔽的排便环境：关闭门窗，床帘遮挡，请无关人员回避。

（2）定时排便训练：鼓励患者养成每天早餐后排便的习惯。

（3）饮食指导：摄取膳食纤维丰富的蔬菜和水果，如韭菜、芹菜、香蕉等，每日饮水量不少于2000ml。

（4）鼓励适当运动：如散步、打太极拳等，促进排便。卧床患者可进行床上活动。

（5）指导患者顺时针方向环形按摩腹部。

（6）不随意用缓泻剂及通便剂。

3. 腹泻患者的照护

（1）腹泻时患者体力消耗较大，应卧床休息。

（2）调整饮食：可进食清淡的粥或线面等，忌用油腻、辛辣和膳食纤维多的食物。严重腹泻时可暂禁食。

（3）做好肛周皮肤照护：每次便后用柔软的纸擦净肛门，温水清洗，再用柔软的纸轻轻擦干，还可涂氧化锌软膏保护肛周皮肤。

（4）促进患者舒适：及时更换脏污的衣裤、床单、被套等，开窗通风，保持空气清新。

（5）健康教育：指导患者注意饮食卫生，不食变质的食物，养成良好的卫生习惯。

4. 肠胀气患者的照护

（1）指导患者养成细嚼慢咽的饮食习惯。

（2）饮食指导：避免进食易产气的食物，如豆类、碳酸饮料等。

（3）鼓励患者适当活动：如病情允许，可进行慢跑、骑自行车等活动。

（4）轻微肠胀气时，可热敷腹部或顺时针方向环形按摩腹部。

第八节　冷热应用

一、冷热应用基本知识

（一）　冷、热疗法的概念

冷疗法是利用低于人体温度的物质作用于体表皮肤，通过神经传导引起皮肤和器官血管的收缩，从而改变机体各系统体液循环和新陈代谢，达到治疗目的的方法。

热疗法是利用高于人体温度的物质作用于体表皮肤，通过神经传导引起皮肤和器官血管的扩张，从而改变机体各系统体液循环和新陈代谢，达到治疗目的的方法。

（二）　冷、热疗法的继发效应

冷、热治疗应有适当的时间，以 20 ～ 30min 为宜，如需反复使用，中间必须给予 1h 的休息时间。

（三）　冷疗法的禁忌证

（1）血液循环障碍，如休克、大面积组织受损、局部组织血液循环不良、老年人。

（2）慢性炎症或深部化脓病灶。

（3）冷过敏者、心脏病及体质虚弱者。

（4）组织损伤、伤口破裂。

（5）冷疗的禁忌部位：①枕后、耳郭、阴囊用冷易引起冻伤。②心前区用冷会引起房室传导阻滞、反射性心率减慢、房颤或室颤。③腹部用冷易引起腹泻。④足底用冷易引起反射性末梢血管收缩而影响散热或引起一过性冠状动脉收缩。

（四）　热疗法的禁忌证

（1）急性腹痛未明确诊断前。

（2）急性炎症，如牙龈炎、中耳炎、结膜炎等。

（3）面部危险三角区感染。

（4）软组织损伤或扭伤 48h 内。

（5）各种脏器出血、出血性疾病。

（6）感觉异常、意识不清者。

二、冷热应用

（一）　温水拭浴操作

1. 目的

为高热患者降温。

2. 评估要点

（1）评估患者年龄、病情、体温、意识、治疗程度。

（2）患者对温水拭浴的目的、方法、注意事项及配合要点的理解和合作程度。

3. 操作准备

（1）环境准备：调节室温，关闭门窗，必要时床帘或屏风遮挡。

（2）护理员准备：着装整洁，修剪指甲，洗净双手，佩戴口罩。

（3）患者准备：了解温水拭浴的目的、方法、注意事项及配合要点；体位舒适，愿意合作，协助患者排尿。

（4）物品准备：大毛巾、小毛巾、热水袋及套、冰袋及套；32～34℃温水及盆。必要时备衣裤、屏风、便器。

4. 操作步骤（表 2-30）

表 2-30　温水拭浴的操作步骤

操作步骤	操作方法	注意事项
沟通解释	（1）询问床号、姓名，辨识患者，了解身体状况。 （2）解释操作的目的、方法及注意事项，并取得患者配合。	

续表

操作步骤	操作方法	注意事项
松被脱衣	协助患者取舒适体位，松开床尾盖被，脱去上衣。	
安置冰袋	冰袋置于头部。	预防拭浴时表皮血管收缩导致的头部充血。
置热水袋	热水袋置足底。	患者感觉舒适，减轻头部充血。
拍拭上肢	（1）大毛巾垫拍拭部位下，小毛巾浸入温水拧至半干，缠于手上成手套状，以离心方向拍拭（图2-93）。 （2）拍拭顺序：①外侧的顺序为侧颈→肩→上臂外侧→前臂外侧→手背（图2-94）。②内侧的顺序为侧胸→腋窝→上臂内侧→肘窝→前臂内侧→手心（图2-95）。 （3）用大毛巾擦干皮肤。 （4）同法拍拭对侧上肢。	（1）每侧肢体拍拭3min。 （2）腋窝、肘窝、手心处延长拍拭时间，促进散热。
拍拭背部	（1）协助患者侧卧。 （2）大毛巾垫拍拭部位下。 （3）拍拭顺序：颈下肩部→背部→臀部（图2-96）。 （4）用大毛巾擦干皮肤。 （5）协助患者穿衣。	
拍拭下肢	（1）协助患者仰卧，脱裤。 （2）大毛巾垫拍拭部位下。 （3）拍拭顺序：①外侧的顺序为髋部→下肢外侧→足背（图2-97）。②内侧的顺序为腹股沟→下肢内侧→内踝。③后侧的顺序为臀下→大腿后侧→腘窝→足跟。 （4）用大毛巾擦干皮肤。 （5）同法拍拭对侧下肢。 （6）协助患者穿好裤子。	（1）每侧肢体拍拭3min。 （2）腹股沟、腘窝处延长拍拭时间，促进散热。
整理记录	（1）拭浴毕，取下热水袋，整理床单位。 （2）拭浴后30min，测量体温、洗手并记录。	若体温低于39℃，取下冰袋。

5. 注意事项

（1）拭浴过程中注意观察患者有无出现寒战、面色苍白、呼吸、脉搏异常等，有异常应立即停止。

（2）禁忌拍拭心前区、腹部、后颈、足底等部位，以免引起不良反应。

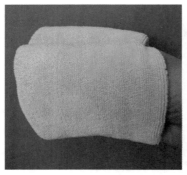
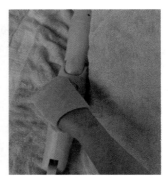

图 2-93　手套状缠绕毛巾　　图 2-94　拍拭上肢外侧

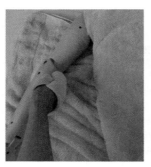
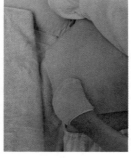
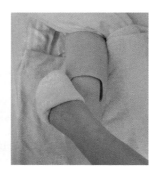

图 2-95　拍拭上肢内侧　　图 2-96　拍拭背部　　图 2-97　拍拭下肢外侧

（3）注意更换或添加温水，保持水的清洁与温度。

（4）拭浴全程时间不宜过长，一般不超过 20min。

（5）拭浴时以拍拭方式进行，避免采用摩擦方式，因摩擦易生热。

（二）　冰袋使用

1. 目的

降温、止血、镇痛、消炎。

2. 评估要点

（1）患者年龄、病情、体温、治疗情况、局部皮肤状况和活动能力。

（2）患者对使用冰袋的目的、方法、注意事项和配合要点的理解和合作程度。

3. 操作准备

（1）环境准备：室温适宜，酌情关闭门窗，避免对流风直吹患者。

（2）护理员准备：着装整洁，修剪指甲，洗净双手，佩戴口罩。

（3）患者准备：了解冰袋使用的目的、方法、注意事项和配合要点。

（4）物品准备：冰块、冰袋、布套、脸盆、布袋、木槌。

4. 操作步骤（表 2-31）

表 2-31　冰袋使用的操作步骤

操作步骤	操作方法	注意事项
沟通解释	(1) 询问床号、姓名，辨识患者，了解身体状况。 (2) 解释操作的目的、方法及注意事项，并取得患者配合。	
备冰	冰块装入帆布袋，用木槌敲碎成小块，放入盆内，用冷水冲去棱角。	
装袋	将小冰块装袋 1/2 ～ 2/3 满。	
驱气	排出冰袋内空气并夹紧袋口。	
检查	用毛巾擦干冰袋表面，倒提，检查（图 2-98）。	
套袋	将冰袋装入布套。	
放置冰袋	(1) 高热降温置冰袋于额（图 2-99）、头顶部和体表大血管流经处（颈部两侧、腋窝、腹股沟等）。 (2) 扁桃体摘除术后将冰袋置于颈前颌下。	若局部皮肤发紫，出现麻木感，应停止使用。
撤除冰袋	30min 内撤除冰袋。	不超过 30min，防止出现继发效应。
整理记录	(1) 协助患者取舒适卧位，整理床单位。 (2) 冰袋内冰水倒空，倒挂晾干，吹入少量空气，夹紧袋口；布袋清洁后晾干备用。 (3) 洗手、记录。	

5. 注意事项

（1）随时观察、检查冰袋有无漏水，是否夹紧。冰块融化后应及时更换，保持布袋干燥。

（2）观察冷敷部位皮肤色泽、温度等情况，防止冻伤。询问患者情况，有异常立即停止使用。

（3）如为降温，冰袋使用后 30min 需测体温，当体温降至 39℃以下，应取下冰袋并记录。

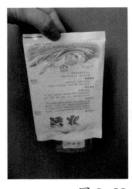
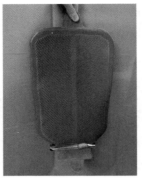
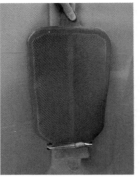

图 2-98　倒提冰袋　　　　图 2-99　置于额前

（三）　热水袋使用

1. 目的

保暖、解痉、镇痛、舒适。

2. 评估要点

（1）患者年龄、病情、体温、治疗情况、局部皮肤状况和活动能力。

（2）患者对使用热水袋的目的、方法、注意事项和配合要点的理解和合作程度。

3. 操作准备

（1）环境准备：室温适宜，酌情关闭门窗，避免对流风直吹患者。

（2）护理员准备：着装整洁，修剪指甲，洗净双手，佩戴口罩。

（3）患者准备：了解热水袋使用的目的、方法、注意事项和配合要点。

（4）物品准备：热水、热水袋、布套、水温计、毛巾、量杯。

4. 操作步骤（表 2-32）

表 2-32　热水袋使用的操作步骤

操作步骤	操作方法	注意事项
沟通解释	（1）询问床号、姓名，辨识患者，了解身体状况。 （2）解释操作的目的、方法及注意事项，并取得患者配合。	
测温	用水温计测量水温，调节水温为 60 ～ 70℃（图 2-100）。	昏迷、老年人、婴幼儿、感觉迟钝、循环不良等患者，水温应低于 50℃。

续表

操作步骤	操作方法	注意事项
灌袋	放平热水袋,一手持袋口边缘、一手灌水,灌 1/2 ~ 2/3 满。	
驱气	热水袋缓慢放平,排出袋内空气并拧紧(图 2-101)。	
检查	毛巾擦干热水袋表面,倒提,检查。	防止漏水。
加套	将热水袋装入布套。	防止烫伤。
置热水袋	放置所需部位。	局部皮肤出现潮红、疼痛时,应停止使用,并涂凡士林以保护皮肤。
撤热水袋	30min 内撤除热水袋。	放置时间不超过 30min,防止出现继发效应。
整理记录	(1) 协助患者取舒适卧位,整理床单位。 (2) 倒空热水袋,倒挂晾干,吹入少量空气,旋紧塞子,布袋清洁后晾干备用。 (3) 洗手、记录。	

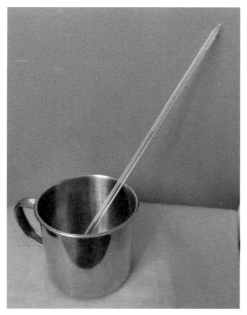

图 2-100 测量水温

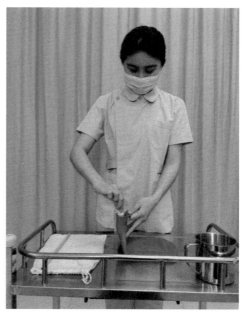

图 2-101 排气并旋紧

5. 注意事项

（1）随时观察、检查热水袋有无漏水，是否旋紧，保持布袋干燥。

（2）炎症部位热敷，热水袋灌水 1/3 满，以免压力过大，引起疼痛。

（3）年老体弱、感觉异常或意识不清者应在热水袋外包一块毛巾或将热水袋放于两层毯子之间，以防烫伤。

（4）加强巡视，定期检查局部皮肤情况。

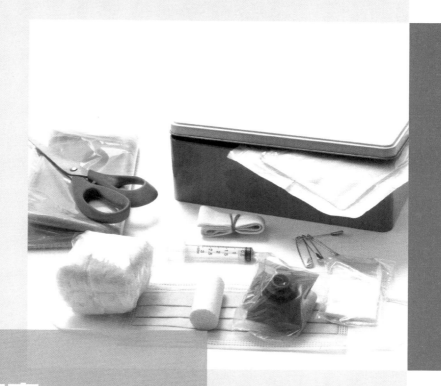

第三章
消毒隔离

第一节 环境与物品的清洁和消毒

一、含氯消毒剂消毒法

(一) 适用范围

用于物品、物体表面、分泌物、排泄物等的消毒。

(二) 常用方法

浸泡、擦拭、喷洒。根据不同消毒对象及其污染程度，配制不同浓度的含氯消毒剂。

1. 物表消毒

以 250mg/L 擦拭桌面为例，步骤如下：2L 水放入 1 片含氯泡腾片（500mg/片），待其完全溶解后，使用含氯消毒剂浓度测试纸测试浓度，将清洗干燥后的桌巾置入测试合格的含氯消毒剂中，充分浸湿，戴上手套，拧干桌巾，擦拭需要消毒的物体表面，擦拭完毕，桌巾清洗干燥备用。

2. 地面消毒

将清洗干燥后的地巾置入测试合格的含氯消毒剂中，充分浸湿，戴上手套，拧干地巾（至不滴水），放在需要消毒清洁的地面与地巾杆黏合，擦拭地面，一个区域一块地巾，使用后的地巾清洗干燥备用。

(三) 注意事项

（1）消毒剂现配现用，加盖保存，有效期内使用。

（2）使用人员应戴手套，避免对皮肤造成损伤。

（3）使用浓度较高时，人尽量离开现场，避免对黏膜造成损害。

（4）各类桌巾、地巾分区使用。

二、紫外线灯消毒法

(一) 适用范围

用于空气、物体表面和液体的消毒。

(二) 常用方法

照射法，根据消毒对象，使用不同的照射距离和时间。

（1）空气消毒：有效距离不超过 2m，照射时间 30 ～ 60min，消毒时关闭门窗。

（2）物表消毒：有效照射距离 25 ～ 60cm，物品摊开或挂起，使其充分暴露，照射时间 20 ～ 30min。

(三) 注意事项

（1）保持灯管清洁：一般每周用 70% ～ 80% 乙醇布巾擦拭 1 次，如发现灰尘、污垢，应随时擦拭。

（2）正确计算并记录消毒时间：紫外线的消毒时间须从灯亮 5 ～ 7min 后开始计时，若使用时间超过 1000h，需更换灯管。

（3）加强自身防护：紫外线对人的眼和皮肤有刺激作用，照射时人应离开房间，照射完毕应开窗通风。

（4）定时检测：定期检测灯管照射强度及灭菌效果。

三、75% 乙醇消毒法

(一) 适用范围

用于手、皮肤、物体表面及诊疗器械的消毒。

(二) 常用方法

擦拭、浸泡。

(三) 注意事项

（1）开启前查看有效期，开启后及时拧紧瓶盖，并注明开启时间；如使用的乙醇为已开启的，应检查开启时间是否在规定的时间期限内。

（2）不可将乙醇用于空气或纺织品的喷洒消毒，酒精应远离火源及易燃物。

（3）乙醇有刺激性，不宜用于黏膜及创面的消毒。

第二节　手卫生

一、手卫生相关知识

（一）　手卫生的概念

护理员手卫生包括洗手和卫生手消毒。

洗手是用肥皂（皂液）和流动水洗手，去除手部皮肤污垢、碎屑和部分致病菌的过程。有效的洗手可以清除手上99%以上的各种暂居菌，切断通过手传播感染的途径。

卫生手消毒是用速干手消毒剂揉搓双手，以减少暂居菌的过程。

（二）　洗手与卫生手消毒应遵循的原则

（1）当手部有肉眼可见的污染时，应用肥皂（皂液）和流动水洗手。

（2）手部没有肉眼可见的污染时，可使用卫生手消毒代替洗手。

（3）在接触患者血液、体液、分泌物以及被传染性致病菌污染的物品后，或者护理传染病患者后，均应先洗手再进行卫生手消毒。

（三）　手卫生指征

手卫生指征为"两前三后"：

（1）接触患者前。

（2）执行无菌、消毒、清洁操作前。

（3）接触患者后。

（4）接触患者体液后。

（5）接触患者周围环境后。

二、洗手

1.目的

清洁双手，去除手上污垢和大部分暂居菌。

2. 评估要点

手污染的程度。

3. 操作准备

（1）环境准备：环境整洁、宽敞、明亮。

（2）护理员准备：着装整洁，修剪指甲，取下手部饰物及手表，卷袖过肘。

（3）物品准备：流动水洗手设施（开关采用脚踏式、肘式或感应式），10%肥皂液（或洗手液），红外线烘干机、一次性干手纸巾或小毛巾，生活垃圾桶。

4. 操作步骤（表 3-1）

表 3-1　洗手的操作步骤

操作步骤	操作方法	注意事项
打湿	流动水润湿双手（图 3-1）。	避免弄湿工作服。
涂抹	取适量肥皂液（或洗手液），均匀涂抹至整个手掌、手背、指缝、手腕（图 3-2）。	
揉搓	揉搓双手，揉搓方法为（图 3-3）：①掌心相对，手指并拢相互揉搓。②掌心对手背沿指缝相互揉搓，交换进行。③掌心相对，双手交叉沿指缝相互揉搓。④弯曲手指，使指背在另一手掌心旋转揉搓，交换进行。⑤一手握另一手大拇指旋转揉搓，交换进行。⑥指尖并拢在另一掌心揉搓，交换进行。⑦握住手腕旋转揉搓，交换进行。	认真揉搓双手至少 15s，应注意揉搓双手所有皮肤，包括指背、指尖和指缝。
冲洗	打开流动水，冲净双手（图 3-4）。	腕部低于肘部。
干燥	（1）擦干或烘干双手（图 3-5）。 （2）正确处理用物。	

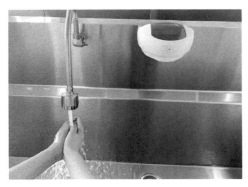

图 3-1　润湿双手

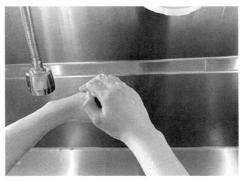

图 3-2　涂抹双手

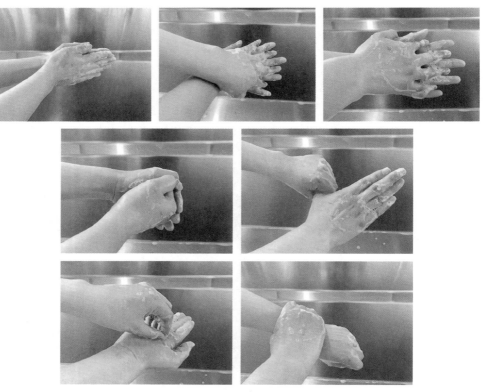

图 3-3 七步揉搓法

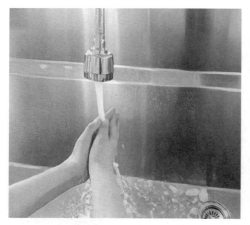

图 3-4 冲洗双手

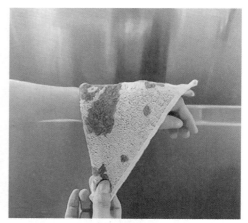

图 3-5 擦干双手

5. 注意事项

（1）修剪手指甲，指甲长度不超过指尖，不涂指甲油，不戴戒指等饰物。

（2）洗手方法正确，手的各个部位都需要洗到、冲净。

（3）注意调节合适的水温、水流，并避免污染周围环境。

三、卫生手消毒

（1）评估：手部没有肉眼可见污染。

（2）查液：检查手消毒剂是否在有效期内。

（3）取液：用相对清洁的手侧或手背按压取用适量手消毒剂于掌心。

（4）涂抹：涂抹双手，使得手消毒剂完全覆盖手部皮肤。

（5）揉搓：按照洗手法中的七步揉搓法消毒双手，时间不少于 15s。

第三节　隔离技术

一、戴（脱）口罩

1. 目的

防止飞沫污染无菌物品、伤口或清洁物品，保护患者及护理员，避免交叉感染。

2. 评估要点

（1）患者病情以及环境。

（2）口罩种类、有效期。

3. 操作准备

（1）环境准备：环境整洁、宽敞、明亮。

（2）护理员准备：着装整洁，修剪指甲，洗净双手。

（3）物品准备：口罩（根据不同戴法可分为挂耳式口罩、系带式口罩，根据防护程度可分为纱布口罩、外科口罩、医用防护口罩）。

4. 操作步骤（表 3-2）

表 3-2　戴（脱）口罩的操作步骤

操作步骤	操作方法	注意事项
查对口罩	检查并核对口罩的有效期，有无破损（图 3-6）。	选择合适的口罩。
取口罩	手持口罩边缘，取出口罩（图 3-7）。	
戴口罩	（1）挂耳式口罩（图 3-8）：①吸水层朝内，鼻夹朝上。②将口罩罩住鼻、口及下颌。③将口罩挂于两耳，拉开口罩皱褶。④双手指尖放在鼻夹上，从中间向两侧压鼻夹塑形。 （2）系带式口罩：口罩下系带系于颈后，口罩上系带系于头顶中部。	（1）不能只用一只手捏鼻夹。 （2）每次佩戴医用防护口罩进入工作区域之前，应进行密合性检查。

续表

操作步骤	操作方法	注意事项
戴口罩	（3）医用防护口罩：①一手托住口罩，有鼻夹的一面朝外、朝上。②将防护口罩罩住鼻、口及下颌，鼻夹部位紧贴面部。③用另一只手将下方系带拉过头顶，放在颈后双耳下，再将上方系带拉至头顶中部。④将双手指尖放在金属鼻夹上，从中间向两侧压鼻夹塑形。⑤调整系带松紧度，检查密合性。	
脱口罩	（1）洗手。 （2）脱口罩：①脱挂耳式口罩时，两手抓住耳挂，取下口罩（图3-9）。②脱系带式口罩时，先解下面的系带，再解上面的系带。③脱医用防护口罩时，双手捏着系带两侧，先取下面的系带，再取上面的系带。	
整理用物	（1）用手捏住口罩系带丢至医疗垃圾桶。 （2）洗手。	

5. 注意事项

（1）根据不同的护理要求选用不同种类的口罩：一般护理活动时，可佩戴外科口罩，接触经空气或飞沫传播的呼吸道传染病患者时，应戴医用防护口罩。

（2）外科口罩只能一次性使用，佩戴时间一般不超过4h；医用防护口罩可持续佩戴6～8h。口罩遇污染或潮湿时，应及时更换。

（3）戴上口罩后，口罩不可悬于胸前。

（4）戴（脱）口罩前后均应洗手，不能用污染的手触摸口罩。

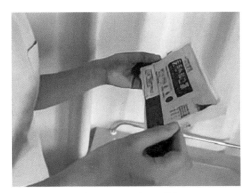

图3-6 查口罩

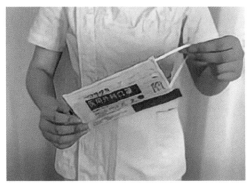

图3-7 取口罩

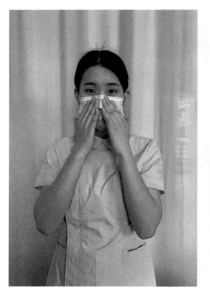

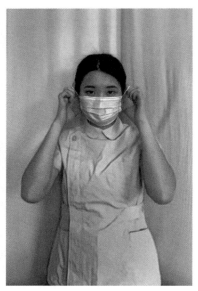

图 3-8　戴口罩　　　　　　　　图 3-9　脱口罩

二、戴（脱）手套

1. 目的

避免交叉感染，保护患者及护理员。

2. 评估要点

（1）环境是否符合操作要求。

（2）手套是否符合要求。

3. 操作准备

（1）环境准备：环境整洁、宽敞、明亮，操作台清洁、干燥、平坦。

（2）护理员准备：着装整洁，修剪指甲，取下手部饰物及手表，洗净双手，佩戴口罩。

（3）物品准备：无菌手套，生活垃圾桶，医疗垃圾桶。

4. 操作步骤（表 3-3）

表 3-3　戴（脱）手套的操作步骤

操作步骤	操作方法	注意事项
查对手套	检查并核对无菌手套袋外的型号、有效期，包装是否完整、有无破损和潮湿（图 3-10）。	选择大小合适的手套。

续表

操作步骤	操作方法	注意事项
取手套	(1) 打开外包装，取出内包装。 (2) 将手套放在清洁、干燥台面上。 (3) 双手抓住内包装两侧边缘，翻开。 (4) 双手抓住内包装上下边缘，打开。 (5) 捏住两只手套翻折部分，取出手套（图3-11）。	手不可触碰包装内侧面以及手套外面。
戴手套	(1) 两只手套拇指相对，戴上手套（图3-12）：①一手捏住两只手套翻折部分，另一手对准手套五指戴上。②戴好手套的手指插入另一手套的翻折内面，同法对准五指戴上。 (2) 整理两只手套口翻折部分。 (3) 双手交叉调整手套及检查是否漏气。	未戴手套的手不可触碰手套外面，已戴手套的手不可触碰手套内面及未戴手套的手。
脱手套	翻转脱下手套（图3-13）：①用戴手套的手捏住另一手套腕部外面，翻转脱下。②脱下手套的手指插入另一手套口内将其翻转脱下。	(1) 不可强拉手套边缘或手指部分，以免损坏。 (2) 脱下手套的手不可触碰手套污染面。
整理用物	(1) 手套丢至医疗垃圾桶，包装袋丢至生活垃圾桶。 (2) 洗手，脱口罩。	

5. 注意事项

（1）严格遵守无菌技术操作原则，如发现有破损或可疑污染应立即更换。

（2）如手套上有血迹或污染严重时，应先在消毒液中清洗，冲净后再脱下。

（3）护理不同患者之间应更换手套。

（4）戴手套不能替代洗手，必要时进行卫生手消毒。

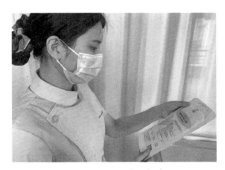

图 3-10　查手套

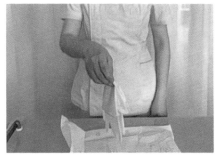

图 3-11　取手套

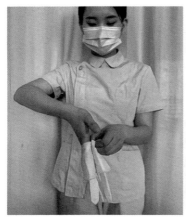
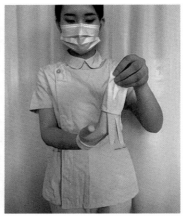

图 3-12　戴手套

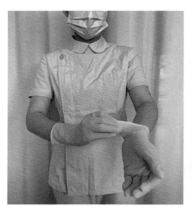
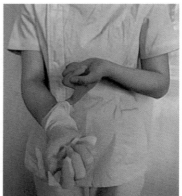

图 3-13　脱手套

三、穿（脱）隔离衣

1. 目的

保护护理员和患者避免受血液、体液和其他感染性物质的污染，避免交叉感染。

2. 评估要点

（1）患者目前采取的隔离种类、隔离措施。

（2）是否需要接触传染患者或污物。

3. 操作准备

（1）环境准备：环境整洁、宽敞、明亮。

（2）护理员准备：着装整洁，修剪指甲，取下手部饰物及手表，卷袖过肘，洗净双手，佩戴口罩及帽子。

（3）物品准备：隔离衣，挂衣架，刷手及洗手设备，污衣袋。

4. 操作步骤（表3-4）

表3-4　穿（脱）隔离衣的操作步骤

操作步骤	操作方法	注意事项
取隔离衣	（1）检查隔离衣的型号、有效期。 （2）打开隔离衣，检查有无破损。 （3）手持衣领，内面朝向自己。	选择大小合适、无破损的隔离衣。
穿隔离衣	（1）穿衣袖（图3-14）：①一手持衣领，另一手伸入衣袖内。②同法换手持衣领，另一手伸入衣袖内。 （2）两手顺着衣领前面向后系好颈部系带（图3-15）。 （3）系腰带（图3-16）：①将隔离衣一边（约在腰下5cm处）逐渐向前拉，见到衣边捏住，同法捏住另一边。②两手在背后将衣边边缘对齐，向一侧折叠，一手按住折叠处，另一手将腰带拉至背后折叠处，在背后交叉，回到前面打一个活结。 （4）整理隔离衣。	（1）袖口不可触及衣领、颈部、面部。 （2）如隔离衣被穿过，手不可触及隔离衣内部，隔离衣内外面不得触碰。
脱隔离衣	（1）解开腰带，在前面打一个活结（图3-17）。 （2）消毒双手：①将隔离衣衣袖塞入工作服衣袖下，露出双手。②消毒浸泡双手5min。③用刷手法刷洗双手，刷手顺序为：前臂→腕部→手背→手掌→手指→指缝→指尖。④冲净双手，擦干。 （3）解开颈部系带（图3-18）。 （4）脱衣袖（图3-19）：①一手伸入另一手衣袖内，将衣袖拉下。②用衣袖遮盖着的手拉另一只衣袖外面，双手逐渐退出。	（1）每个手臂刷洗30s，各两遍，共计2min。 （2）隔离衣袖子不能触碰衣领、脸部，手不能触碰隔离衣袖子外面。
整理用物	（1）隔离衣向外翻转，外面朝内卷起，清洁面朝外，弃于污衣袋内（图3-20）。 （2）洗手。	如隔离衣还可使用，双手持领，挂于衣钩上。

5. 注意事项

（1）穿隔离衣前，应将操作所需一切用物备齐。

（2）穿隔离衣后，不得进入清洁区，只能在固定区域内活动。

（3）穿脱隔离衣过程中始终保持衣领和衣服内面清洁。

（4）隔离衣每日更换，如有潮湿或破损，应立即更换。接触不同病种患者

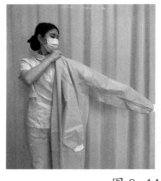
图 3-14 穿衣袖

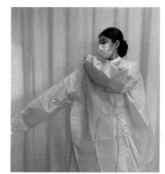

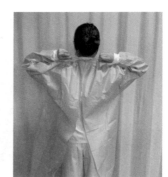
图 3-15 系颈部系带

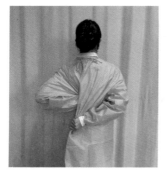
图 3-16 系腰带

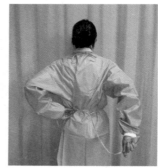
图 3-17 解腰带

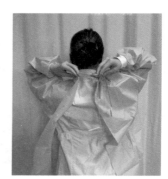
图 3-18 解颈部系带

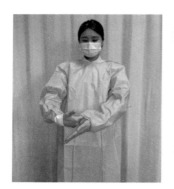
图 3-19 脱衣袖

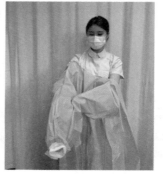
图 3-20 卷隔离衣

时应更换隔离衣。

（5）脱下的隔离衣还需使用时，如挂在半污染区，清洁面朝外；如挂在污染区，污染面朝外；不得挂于清洁区。

第四节 垃圾分类与管理

一、相关概念

医疗废物指医疗机构在治疗、预防、保健以及其他相关活动中产生的具有直接或者间接感染性、毒性以及其他危害性的废物，如使用过的口罩、手套，以及被患者体液、分泌物污染的物品等。

医院废物是指医院所有需要丢弃、不能再利用的废物，包括生物性废物和非生物性废物，也包括生活垃圾。

二、医疗垃圾的处理及注意事项

（1）医疗垃圾置于黄色垃圾袋或锐器盒中，当盛装至3/4时，应当使用有效封口方式，使黄色塑料袋或者锐器盒的封口紧实、严密。

（2）包装物或容器应有明显的警示标识和警示说明。

（3）医疗机构应建设医疗垃圾暂存处，不得露天存放，设专人负责管理并做好登记。

（4）医疗垃圾禁止转让买卖，否则追究法律刑事责任。

三、生活垃圾的分类与处理

医疗机构内产生的生活垃圾按照属性分为有害垃圾、易腐垃圾、可回收物和其他垃圾四类。

1. 有害垃圾

主要包括废电池（铜电池、氧化汞电池、铅电池等）、废荧光灯管（日光灯管、节能灯等）、废胶片及废相纸等。

处理方式：集中或定点设立容器，对不同品种的有害垃圾收集、暂存，并在醒目位置设置有害垃圾标志。

2. 易腐垃圾

主要包括食堂、办公楼、住院部等区域产生的餐厨垃圾、瓜果垃圾、花卉垃圾等。

处理方式：设置专门容器单独投放，原则上应当用密闭容器存放，每日由专业处置单位收集并处理。

3. 可回收物

主要包括未被患者血液、体液、排泄物等污染的输液瓶（袋）、塑料类包装袋、包装盒、包装箱、纸张、纸质外包装物、废弃电器电子产品，经过擦拭或熏蒸方式消毒处理后废弃的病床、轮椅、输液架等。

处理方式：根据回收物的种类和产生量，设置专门容器和临时存储空间，定点投放和暂存，必要时可设专人分拣打包，做到标识明显。

4. 其他垃圾

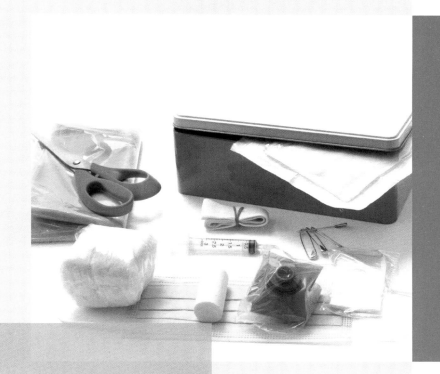

第四章
病情观察与用药知识

第一节 病情观察

一、生命体征的观察

生命体征是维持机体基本生命活动的支柱，也是用来判断患者的病情轻重和危急程度的重要指征，包括体温、脉搏、呼吸、血压。通过对生命体征的观察，可以及时发现患者病情变化，报告医护人员给予处理。

（一） 体温

体温，也称体核温度，是指身体内部胸腔、腹腔和中枢神经的温度，其特点是相对稳定且较皮肤温度高。

1. 生理变化

（1）年龄：新生儿体温易受环境温度的影响而随之变化；儿童由于机体代谢率高，体温略高于成人；反之，老年患者的体温则略低于成年人。

（2）性别：女性体温较男性稍高，女性的基础体温还会随月经周期而出现规律性的变化，排卵后体温上升。

（3）昼夜变化：正常人体体温在清晨 2 ～ 6 时最低，白天开始活动时体温逐渐上升，下午 2 ～ 8 时体温达到最高，入夜后体温又逐渐下降，但 24h 内体温波动范围不超过 1℃。

（4）其他：喂奶、饭后、哭闹、活动、穿衣多、盖被厚、过分保暖、室温过高等均可使体温暂时性升高，因此在测量体温时，应避开干扰因素，使患者在安静状态下测温，使所测数值更加客观、准确。

2. 体温正常值

腋下体温为 36 ～ 37℃；口腔温度比腋下高 0.2 ～ 0.4℃；直肠温度又比口腔温度高 0.3 ～ 0.5℃。超过这个范围就是发热。

3. 体温过高

（1）发热（以口温为例）：低热为 37.3 ～ 38.0 ℃；中度热为 38.1 ～ 39.0℃；高热为 39.1 ～ 41.0℃；超高热为 41℃以上。

（2）发热分期

一般发热包括三个时期。

体温上升期：主要表现是皮肤苍白干燥、畏寒、寒战。

高热持续期：主要表现是皮肤潮红、灼热；口唇、皮肤干燥；呼吸深而快；心率加快；头痛、头晕；食欲不振、全身不适、软弱无力。

退热期：主要表现是体温恢复至正常水平、皮肤潮湿、大量出汗。

4. 体温过低

体温在35℃以下称为体温过低，常见于全身衰竭的危重病人，表现为躁动、嗜睡（甚至昏迷）、心率减慢、血压下降、颤抖、皮肤苍白、四肢冰冷。

（二）　呼吸

1. 正常呼吸

成人在安静时每分钟16～20次。正常呼吸有两种方式，即胸式呼吸和腹式呼吸。以胸廓起伏运动为主的呼吸为胸式呼吸，多见于正常女性和年轻人；以腹部运动为主的呼吸为腹式呼吸，多见于正常男性和儿童。

2. 生理性变化

呼吸可随年龄、运动、情绪等因素的影响而发生频率和深浅度的改变。年龄越小，呼吸越快；劳动和情绪激动时呼吸增快；休息和睡眠时较慢。

3. 病理性变化

呼吸的频率和深浅度还受疾病、药物及有毒物质的影响，如发热、缺氧时可使成人的呼吸频率增加至40次/min，某些药物中毒或颅压增高时呼吸可减慢至10次/min以下。

（三）　脉搏

动脉有节律地搏动称为脉搏。

1. 正常脉搏

（1）脉率：即每分钟脉搏搏动的次数。成人在安静时，脉率为60～100次/min。正常情况下，脉率和心率是一致的，当脉率微弱难以测得时，应测心率。

（2）脉律：即脉搏的节律性。正常脉搏的节律是有规则、均匀的搏动，间隔时间相等，在一定程度上反映了心脏的功能。

2. 脉搏正常值

（1）婴儿120～140次/min。

（2）幼儿 90 ～ 100 次 /min。

（3）学龄期儿童 80 ～ 90 次 /min。

（4）成人 60 ～ 100 次 /min。

3. 生理性变化

脉搏可随年龄、性别、情绪、运动等因素而变动。一般女性比男性稍快。幼儿比成人快，运动和情绪变化时可暂时增快，休息和睡眠时较慢。

（四）　血压

血压是血液流动时对血管壁产生的压力。血压一般是指动脉压，动脉压分为收缩压（即高压）和舒张压（即低压）。收缩压和舒张压之间的差数，称为脉压。动脉压常以上肢肱动脉测得的血压为代表。

1. 血压的生理变化

（1）年龄：新生儿血压最低，小儿血压较成年人低。

（2）性别：女性在更年期之前，血压低于男性；更年期后，血压上升，两者之间差别减小。

（3）时间与睡眠：血压在傍晚时较清晨稍高，睡眠时血压逐渐下降。

（4）其他：情绪激动、紧张恐惧、剧烈运动、吸烟等可使血压升高。饮酒、摄盐过多、某些药物对血压也有一定影响。

2. 血压正常值

正常成年人上肢肱动脉的收缩压为 90 ～ 140mmHg，舒张压为 60 ～ 90mmHg，脉压为 30 ～ 40mmHg。儿童血压比成人血压低。

3. 异常血压

（1）高血压：当收缩压达到 140mmHg 或以上，和 / 或舒张压在 90mmHg 或以上称为高血压。常见于动脉硬化、肾脏疾病、颅内压增高等。

（2）低血压：当收缩压低于 90mmHg，和 / 或舒张压低于 60mmHg 称为低血压。常见于大量失血、休克、急性心力衰竭等。

二、体温的测量

体温的波动变化可以反映出机体的健康状况和内部生理病理变化，所以测量和观察人体的体温变化有着重要意义。

（一）　体温计种类及使用方法

测试体温的体温计有水银体温计、电子体温计、红外线测温仪等。其中水银体温计经济、准确、易于保管，使用比较广泛。

使用水银体温计测量体温的方法有测量口腔温度、腋下温度和直肠温度三种。

（二）　体温计的检测

为保证测量准确，在使用新体温计前和体温计使用一段时间后，应该定期进行检测。检测时，先将全部体温计甩至35℃以下，再同时放入已测好的40℃的水中，3min后取出验视。如读数相差在0.2℃以上、玻璃管有裂痕或水银自行下降，则不能再使用。将合格的体温计放在清洁盒内备用。

（三）　体温测量方法（以水银体温计为例）

1. 操作前准备

（1）环境准备：房间环境干净、明亮、温湿度适宜。

（2）护理员准备：着装整洁，修剪指甲，洗净双手，戴口罩。

（3）患者准备：询问是否需要大小便，协助其排便，取舒适卧位。

（4）物品准备：治疗盘、已消毒的体温计、弯盘、纱布3块（1块放入弯盘垫体温计、1块擦腋下、1块为消毒纱布）、记录本、笔、表。

2. 操作步骤（表4-1）

表4-1　体温测量（以水银体温计为例）的操作步骤

操作步骤	操作方法	注意事项
沟通解释	（1）询问床号、姓名，了解身体状况。 （2）解释并取得配合。	
操作前准备	（1）洗手，备齐所需用物。 （2）检查体温计的读数，应该在35℃以下。	
测量体温	根据医嘱选择测量方法。 （1）测腋温时用纱布擦干腋下的汗液，将体温计水银端放于患者腋窝深处并屈臂过胸夹紧体温计，防止脱落，测量10min。（图4-1）。 （2）测口温时应当将水银端斜放于患者舌下，请患者闭口用鼻呼吸，闭口测量3min。 （3）测量肛温时应先在体温计水银端涂润滑剂，将水银端轻轻插入肛门内3～4cm，保持测量体位，测量3min。	测量口温时，不能用牙咬体温计。

续表

操作步骤	操作方法	注意事项
取表读数	（1）取出温度计，用消毒纱布擦拭。 （2）横拿体温计上端，背光站立，但手不可触碰水银端，使体温计的刻度与眼平行，缓慢转动体温计，就可以清晰地看到水银柱上升的刻度数，准确读数，将测量结果记录在本上。 （3）用拇、食、中指紧握体温计上端，手腕向下向外甩动，将水银柱甩至 35℃ 以下。	甩温度计时注意不要碰及周围的物品，以免打碎体温计。
消毒整理	（1）体温计浸泡消毒。 （2）将患者的衣服及盖被整理好，取舒适体位，整理床单位。	

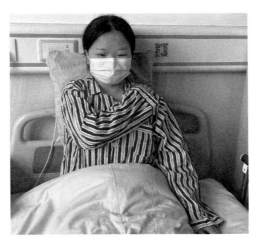

图 4-1 测量腋温

（四） 体温计的消毒

1. 水银体温计

将使用后的体温计放入消毒液中浸泡约 30min，清水冲洗擦干后放入清洁容器中备用。注意口表、腋表、肛表应分别消毒与存放。常用消毒液有 75% 乙醇溶液、1% 过氧乙酸溶液、0.5% 碘伏溶液等，每日更换一次。

2. 电子体温计

根据电子感温探头材质的不同选用不同的消毒方法（浸泡、熏蒸等），只需要消毒感温探头部分。

（五）　注意事项

（1）测量体温前，检查体温计是否完好，水银柱是否在35℃以下。

（2）测量体温前20～30min应避免剧烈运动、进食、喝冷热饮料、做冷热敷、洗澡、坐浴、灌肠等；严冬季节从室外进屋15min后再测量，以免影响体温测量的准确性。

（3）在给精神异常、昏迷、婴幼儿、智障等患者测量体温时应守候在身旁，防止其将体温计打碎或出现其他意外情况。

（4）腋下出汗多，腋下有创伤、手术、炎症者，肩关节受伤或极度消瘦的患者不宜测腋温。

（5）婴幼儿、精神异常、昏迷、不合作、口鼻手术或呼吸困难者，不宜测口温。

（6）腹泻、直肠、肛门手术患者禁忌测肛温；心肌梗死患者不宜测肛温，以免刺激肛门引起心动过缓；坐浴或灌肠者须待30min后方可测温。

（7）发现体温和病情不相符合时，需重新测量。

（8）如患者不慎咬破体温计，应当立即清除口腔内玻璃碎片，再口服蛋清或者牛奶延缓汞的吸收。若病情允许，可服用粗纤维食物如韭菜等以促进汞的排泄。

三、排泄的观察

（一）　粪便的观察

1. 次数

一般成年人每日排便1～2次，婴幼儿3～5次，平均排便量100～300g。成人每日排便超过3次或每周少于3次且形状改变，应为排便异常，如腹泻、便秘。

2. 形状

正常粪便柔软成形。粪便呈糊状或水样，见于消化不良或急性肠炎；粪便干结坚硬，有时呈栗子样，见于便秘；粪便呈扁条状或带状，见于直肠、肛门狭窄或肠道部分梗阻。

3. 颜色

正常粪便呈黄褐色，婴儿的粪便呈黄色或金黄色，粪便的颜色可因摄入的食物和药物的不同而发生变化。柏油样便见于上消化道出血；暗红色便见于下消化道出血；陶土色便见于胆道梗阻；果酱样便见于阿米巴痢疾或肠套叠；粪便表面有鲜血或便后有鲜血滴出见于直肠息肉、肛裂或痔疮；霍乱、副霍乱粪便呈白色"米泔水"样。

4. 气味

粪便的气味因摄入食物的种类而异。严重腹泻的患者粪便呈恶臭味；下消化道溃疡、恶性肿瘤患者粪便呈腐败味；上消化道出血患者粪便呈腥臭味；消化不良患者、乳儿粪便呈酸臭味。

5. 混合物

粪便中含有少量黏液，有时可伴有未消化的食物残渣。粪便中混有大量黏液常见于肠炎；粪便中伴有脓血常见于直肠癌、痢疾；肠道寄生虫感染粪便中可见蛔虫、蛲虫等。

（二）　尿液的观察

1. 尿量与次数

正常成人 24h 尿量常在 1000 ～ 2000ml，平均 1500ml，一般每日排尿 3 ～ 5 次，夜间排尿 0 ～ 1 次，每次尿量 200 ～ 400ml。病理情况时，有以下变化：

（1）多尿：24h 尿量经常超过 2500ml 者为多尿。常见于糖尿病、尿崩症等患者。

（2）少尿：24h 尿量少于 400ml 或每小时尿量少于 17ml 者为少尿。常见于心、肾疾病和休克等患者。

（3）无尿或尿闭：24h 尿量少于 100ml 或 12h 内无尿者为无尿或尿闭。常见于严重休克和急性肾衰竭的患者。

（4）膀胱刺激征：主要表现为尿频、尿急、尿痛。常见于膀胱及尿路感染等患者。

2. 颜色

新鲜尿液呈淡黄色、澄清、透明，静置后呈浑浊状。病理情况时，尿液颜色有以下变化：

（1）血尿：指尿液内含有一定量的红细胞。肉眼血尿呈淡红色或棕色（似洗肉水）。常见于输尿管结石、急性肾小球肾炎、泌尿系统结核及肿瘤等患者。

（2）血红蛋白尿：呈酱油色或浓茶色。常见于溶血性贫血和溶血反应等患者。

（3）胆红素尿：呈黄褐色或深黄色，振荡后尿液泡沫亦呈黄色。常见于阻塞性黄疸和肝细胞性黄疸患者。

3. 气味

新鲜尿液的气味来自尿中的挥发性酸，静置后因尿素分解产生氨，故有氨臭味。当泌尿道感染时，新鲜尿液有氨臭味；糖尿病酮症酸中毒时，尿液呈烂苹果味。

四、出入液量的观察

（一）　目的

（1）了解患者全天出入量的情况，及时掌握病情。

（2）根据病情的需要，有效地控制患者液体出入量，防止过多或过少，减少并发症的发生。

（3）及时了解治疗效果。

（二）　适用病症

休克、大出血、大面积烧伤、大手术后，以及肾病、心脏病、肝硬化伴腹水等患者。

（三）　记录内容

1. 每日进水量

（1）内容：包括饮水量、食物中的含水量等。

（2）方法：可用量杯或使用测过容量的容器进行测量，固体食物应记录单位数目及所含水量，如馒头 2 个、饼干 4 块等，通过查表记录含水量（表 4-2、表 4-3）。

2. 每日排出量

（1）内容：包括尿量、粪便量，以及其他呕吐液、引流液等。

（2）方法：可用量杯、尿杯或使用测过容量的容器进行测量。

（四）　记录方法

（1）出液量可先记录在出入液量记录单上。

（2）出入液量记录，晨 8 时至晚 8 时用蓝笔，晚 8 时至次晨 8 时用红笔。

（3）记录要求准确、及时、具体，字迹清晰。

（五） 注意事项

（1）护理员对患者的出入量应该随时记录，避免在下班时补记，否则记录不能完整、准确，会对交接工作带来不良影响。

（2）每项出入量都应记录具体的时间，有特殊变化应及时告知医务人员。

（3）对患者出入量的记录需在认真观察的基础上，真实记录，不得随意涂改。

表 4-2　医院常用食物含水量表

食物	单位	原料重量 /g	含水量 /g
米饭	1 中碗	100	240
大米粥	1 大碗	50	400
面条	1 大碗	100	250
馒头	1 个	50	25
花卷	1 个	50	25
烧饼	1 个	50	20
油饼	1 个	100	25
豆沙包	1 个	50	34
菜包	1 个	150	80
水饺	1 个	10	20
蛋糕	1 块	50	25
饼干	1 块	7	2
油条	1 根	50	12
煮鸡蛋	1 个	40	30
藕粉	1 大碗	50	210
鸭蛋	1 个	100	72

续表

食物	单位	原料重量 /g	含水量 /g
馄饨	1 大碗	100	350
牛奶	1 大杯	250	217
豆浆	1 大杯	250	230
蒸鸡蛋	1 大碗	60	260
牛肉		100	69
猪肉		100	29
羊肉		100	59
大白菜		100	96
冬瓜		100	97
豆腐		100	90
带鱼		100	50

表 4-3　各种蔬菜含水量表（每 100g 含水克数）

名称	含水量 /g	名称	含水量 /g	名称	含水量 /g
西瓜	79	草莓	89	桃子	82
甜瓜	66	樱桃	67	杏	80
西红柿	90	黄瓜	83	柿子	58
萝卜	73	苹果	68	枣	68
胡萝卜	78	梨	71	香蕉	60
李子	68	葡萄	65	橘子	54

第二节 中药服药知识

一、中药汤剂的服药知识

中药因其剂型或治疗目的不同，其服用方法存在较大差异。因此，严格掌握中药的服用方法尤为重要。

在服用中药汤剂时，应根据病情需要，严格按照医生或药师的指导用药，掌握服药的温度、服药的方法、服药的剂量、服药的时间和注意事项，从而安全有效、经济合理地用药。

1. 中药煎煮方法

（1）容器：通常以带盖的陶瓷砂锅、瓦罐为佳。因为它们的锅底导热十分均匀，煮起来热力比较和缓，而且整个锅保温性比较强，水分蒸发量比较小，有利于不耐热成分的保存。搪瓷类、玻璃器皿也可用于煎药。煎煮中药禁止使用铁、锡、铜、铝、不锈钢容器等，因为金属成分容易与中药中的某些成分发生化学反应。

（2）用水：①水质以澄清洁净，无异味，含矿物质及杂质少，无污染为原则。一般可作饮用的水都可用来煎煮中药如凉水或凉开水，不可以用热开水。②第一煎加水至漫过药面 3 ～ 5cm，第二煎加水至漫过药面 2 ～ 3cm，约 30g 药用水 200 ～ 300ml 为宜。水量应一次性加足，不要在煎煮过程中经常加水，更不可把药煎干。药煎煳后，不可服用，应舍弃，也不可加水再煎。对于外用药，应根据用量来决定加水量。③复方汤剂浸泡 30 ～ 60min；以根、茎、果实、种子类为主的，浸泡 60min；以花、叶、草类为主的，浸泡 20 ～ 30min。④煎药火候以"先武后文"为原则。一般先用大火（武火），待水沸后再改用小火（文火），防止水分迅速蒸发而影响有效成分的煎出。⑤煎药时间可参考表 4-4。⑥取药时用纱布将药液过滤或绞渣取汁。

表 4-4　煎煮时间与火候简表

药剂种类	煎煮时间与火候
一般药物	第一煎先用武火煮沸后，改用文火，煎 20～30min，第二煎用文火，煎 10～15min
解表药、清热药、芳香药	武火快煎，以防药性挥发，第一煎 10～15min，第二煎 10min
滋补调理药	煮沸后，文火缓煎，第一煎 40～60min，第二煎 30min，第三煎 10～20min
有毒性的药	文火久煎 60～90min

2. 服药时间

一般中药宜在进食前、后 1h 服用，一日 2～3 次。补益类中药宜饭前服；健胃药和对胃肠刺激性大的中药宜饭后服；安神类中药宜睡前服。

3. 服药温度

（1）温服：是指将煎好的汤药放温后服用，或将中成药用温开水、药汁等温热液体送服的方法。一般汤剂均宜温服。

（2）热服：是指将刚煎好的药液趁热服下，或将中成药用热开水送服的方法。寒证宜热药热服，回阳补益药、发汗解表药、活血化瘀药等宜热服。

（3）冷服：是指将煎好的汤剂放冷后服下，或将中成药用凉开水送服的方法。热证宜寒药冷服，止血、清热、解毒、祛暑等汤剂宜冷服。

4. 服药方法和剂量

一般疾病服药，多采用每日 1 剂，即将 2 次或 3 次煎煮的药液合并，早晚 2 次或早中晚 3 次分服，约 200～250ml。病情急重者，可每隔 4h 左右服药 1 次。发汗药、泻下药出现出汗、泻下则停止服药。对于服汤药后出现恶心呕吐者，采用小量而多次饮用的方法。对于昏迷患者、吞咽困难者，也可用鼻饲法给药。

5. 注意事项

（1）服用中药汤剂时应忌烟酒，忌食辛、辣、油、腻等食物。

（2）皮肤病及疮伤应忌食海鲜和刺激性食物。

（3）若与西药联用，应与西药错开时间服用。

（4）煎好的中药汤剂应在 2 ～ 8℃的冰箱中保存。

二、中成药的服用方法

（1）丸剂：丸剂又分为蜜丸（大、小蜜丸，水蜜丸）、水丸、浓缩丸、蜡丸、滴丸等。小颗粒的丸剂服用时，只需温开水送服，大蜜丸不能整丸吞下，应嚼碎后或分成小粒后再用温开水送服，若水丸质硬者，可用开水溶化后服。如蜜丸中有乌鸡白凤丸，水蜜丸中有补肾益肠丸，水丸中有逍遥丸，浓缩丸中有牛黄解毒浓缩丸，蜡丸中有妇科通经丸，滴丸中有复方丹参滴丸等。

（2）散剂、粉剂：一般可用蜂蜜加以调和送服，或药汁送服，也可装入胶囊中吞服，避免直接吞服，刺激咽喉。但对于温胃止痛的散剂，如胃活散，不须用水送服，直接服用即可，以便药物在胃中多停留一些时间发挥治疗作用，一般服后 1h 再饮水为宜。

（3）膏剂：宜用开水冲服，避免直接倒入口中吞咽，以免粘喉引起呕吐。如八珍益母膏。

（4）颗粒剂：颗粒剂（冲剂）宜用温开水冲服；颗粒剂按溶解性可分为可溶型、混悬型和泡腾型。在服用混悬型颗粒剂时，如有部分药物不溶解，也应一并服用，以免影响药效；但对于泡腾型颗粒，只能加水泡腾溶解后服用，切忌放入口中直接服用。

（5）糖浆剂、口服液：可以直接服用。如急支糖浆、清热解毒口服液。

（6）片剂：一般均用温开水送服。对于咀嚼片，应嚼服，4 岁以下儿童不宜服用；含片需含服，如草珊瑚含片，因此婴幼儿也不宜服用，以免卡住气管。此外，凡肠溶片、缓释片、控释片均不宜掰开服用。

（7）胶囊剂：宜用温开水送服。如血脂康胶囊、藿香正气软胶囊、消栓肠溶胶囊。

（8）气雾剂：将药物喷雾直接吸入，主要用于止咳平喘或开窍醒神。切忌口服。如复方丹参气雾剂。

（9）胶剂：单独服用时，均可加黄酒或糖、水，隔水加热使之溶化（又叫烊化）后服用。如阿胶、鹿角胶、龟板胶。

（10）茶剂、饮剂：需用沸水泡汁，频服代茶饮。如午时茶。

三、服药时间和服药剂量

中成药的服药时间及服药剂量，除了遵循中药汤剂的规则外，还应仔细阅读说明书，按说明书规定的剂量服用。对于小儿用药剂量要适当减少，孕妇或老人要慎用或遵医嘱。

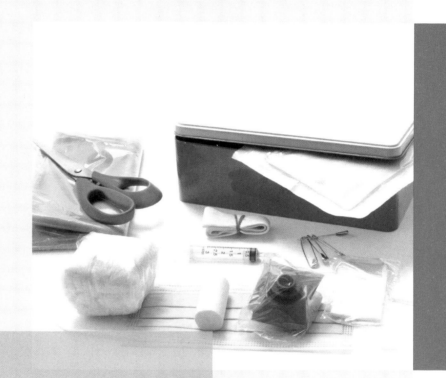

第五章
康复照护

第一节　良肢位摆放

一、良肢位摆放相关知识

（一）　良肢位的概念

良肢位是指根据患者治疗、护理、康复的需要采取并保持的身体姿势和位置。良肢位摆放是中风偏瘫患者早期抗痉挛的重要措施之一。偏瘫患者早期保持正确的体位，有助于预防或减轻上肢屈肌、下肢伸肌的典型痉挛模式（俗称挎篮子手和划圈步态的异常痉挛姿势）的出现和加重，同时保护肩关节，为下一步功能训练做准备。

（二）　良肢位的适用范围

适用于因中风等脑血管疾病或创伤而导致的肢体功能障碍和长期卧床的患者。

二、良肢位摆放操作

1. 目的

预防或减轻肢体痉挛和畸形，保持肢体的功能状态，防止长期卧床的患者出现压疮等并发症。

2. 评估要点

评估患者的意识、病情、皮肤情况、配合程度及各种管路情况。

3. 操作准备

（1）环境准备：环境整洁、宽敞、明亮、温湿度适宜。

（2）护理员准备：着装整洁，修剪指甲，洗净双手，戴口罩。

（3）患者准备：患者理解和配合。

（4）物品准备：床、枕头 4 ~ 5 个。

4. 操作步骤（表 5-1）

表 5-1　良肢位摆放的操作步骤

操作步骤	操作方法	注意事项
沟通解释	（1）询问床号、姓名，了解身体状况。 （2）解释并取得配合。	
仰卧位 （图 5-1）	（1）身体保持中立位，头下垫枕头，高度适中。 （2）患侧肩胛骨下垫一枕头，使肩上抬前挺。 （3）患侧上臂，肘、腕伸直，掌心向上，手指伸直并分开，上肢置于枕上。 （4）患侧下肢，于臀部和大腿外侧垫枕头，髋关节内旋，膝关节稍弯曲，踝关节保持中立位。	患手、患足不可外悬于枕头边缘，避免加重患侧肢体肿胀。
健侧卧位 （图 5-2）	（1）健侧肢体位于下方，头下垫枕头，躯干略前倾。 （2）患侧上肢：放于枕头上，与躯干呈 100°，肩向前平伸，肘、腕关节自然伸展，手心向下。 （3）患侧下肢：放于枕头上，臀部、膝关节略弯曲。 （4）健侧上下肢取患者自觉舒适体位即可。	（1）患手保持张开，手中勿放置任何东西。 （2）患手、患足不可外悬于枕头边缘。
患侧卧位 （图 5-3）	（1）患侧肢体在下方，头下垫枕头，躯干略后仰，背部放一枕头固定。 （2）患侧上肢：肩前伸，肘、腕伸展，掌心向上，手指展开，与躯干呈 90°。 （3）健侧上肢置于躯干上。 （4）患侧下肢：膝关节略弯曲。 （5）健侧下肢：保持迈步姿势，放在枕头上，膝、踝关节稍弯曲。	在进行操作（2）时避免患侧肩关节受压和肩胛骨后缩。
坐位 （图 5-4）	（1）抬高床头，后背部放枕头支撑，躯干伸直，髋关节屈曲近直角，重量均匀分布于臀部两侧。 （2）桌上放一枕头，双上肢对称地放于枕头上。	
整理用物	（1）整理用物。 （2）协助患者取舒适体位。 （3）进行康复宣教。	
准确记录	洗手，记录操作时间、内容及过程中的问题与处置等。	

5. 注意事项

（1）偏瘫患者应以患侧卧位为主，患侧卧位、仰卧位和健侧卧位三种体位交替使用，因仰卧位时易出现姿势异常，且长时间仰卧位易引起骶尾部、足跟外侧或外踝部发生压疮，因此要尽量缩短仰卧位时间。

（2）每2h翻身1次，开始以被动为主，待其掌握翻身动作要领后，由其主动完成。

（3）良肢位摆放过程中要保证患者安全，预防发生坠床、跌倒等事件，避免造成意外伤害。

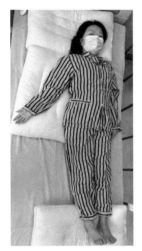 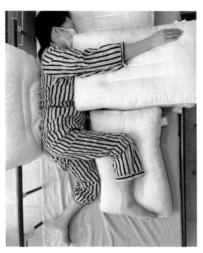 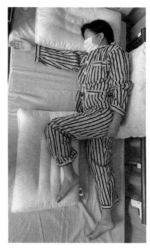

图 5-1　仰卧位　　　　图 5-2　健侧卧位　　　　图 5-3　患侧卧位

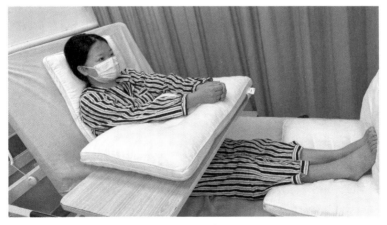

图 5-4　坐位

第二节　肢体功能锻炼

一、肢体功能锻炼相关知识

（一）　肢体功能障碍概述

　　肢体功能障碍是指某处或连带性的肢体不受思维控制运动或受思维控制但不能完全按照思维控制去行动。患者肢体功能障碍可能会出现肢体无力，也可能会造成肌肉挛缩、关节僵硬、关节变形，患者的自理能力受到影响。肢体功能锻炼包括关节活动度训练、体位转换、转移、平衡训练和步行训练等。本章节以偏瘫患者为例介绍关节活动度训练和体位转换的训练方法。

（二）　关节活动度训练

　　1. 被动关节活动度训练

　　（1）概念：指患者完全不用力、全靠外力来完成关节活动的运动训练方法。

　　（2）目的：增强肢体的本体感觉，刺激屈伸反射，放松痉挛肌肉，促发主动运动同时牵伸挛缩或粘连的肌腱和韧带，维持和扩大关节活动范围，为主动运动做过渡性准备。

　　（3）适应证：患者不能主动活动肢体。

　　2. 助力关节活动度训练

　　（1）概念：指在外力的辅助下，患者主动收缩肌肉来完成关节活动的训练方式。助力可由辅助器械、护理员等提供。

　　（2）目的：增大关节活动度，逐步增强肌力，建立协调的动作模式。

　　（3）适应证：适应于肌力相对较弱，不能完成全关节活动范围的患者。

　　3. 主动关节活动度训练

　　（1）概念：指通过患者主动用力收缩完成关节活动的运动训练。既不需要助力，也不需要克服外来阻力。

　　（2）目的：改善和扩大关节活动度，改善和恢复肌肉功能和神经协调功能。

（3）适应证：可主动收缩肌肉的患者，且肌力大于 3 级，即肢体能够主动抬离床面。

二、关节活动度训练操作

1. 目的

增强肢体的本体感觉、刺激屈伸反射、放松挛缩肌肉、促发主动运动；同时牵伸挛缩或粘连的肌腱和韧带，维持和扩大关节活动范围。

2. 评估要点

评估患者意识、病情、肢体功能障碍程度、配合程度及各种管路情况。

3. 操作准备

（1）环境准备：环境整洁、宽敞、明亮、温湿度适宜。

（2）护理员准备：着装整洁，修剪指甲，洗净双手，佩戴口罩。

（3）患者准备：患者理解和配合。

（4）物品准备：床。

4. 操作步骤（表 5-2）

表 5-2　关节活动度训练的操作步骤

操作步骤	操作方法	注意事项
沟通解释	（1）询问床号、姓名，了解身体状况。 （2）解释并取得配合。	
肩关节活动训练	（1）屈曲：患者取仰卧位，护理员一手握住肘关节上方，另一手握其腕部，慢慢把患者上肢前平举过头，肘要伸直，还原（图 5-5）。 （2）伸展：患者取俯卧位；护理员一手放肩部，一手握肘部向后拉，还原。	
肘关节被动活动训练	屈曲、伸展：患者取仰卧位，护理员一手固定其肘上部，另一手握其腕，使患者肘关节弯曲和伸展，还原（图 5-6）。	
前臂被动活动训练	旋前、旋后：患者取仰卧位，屈肘，护理员一手固定其肘上部，另一手握其腕，将患者掌心对着自己的脸即旋后，然后转动手，使手背向着脸即旋前，还原。	

续表

操作步骤	操作方法	注意事项
腕关节被动活动训练	屈曲、伸展：患者取仰卧位，屈肘，护理员一手固定其腕部，另一手握其手掌，使其手腕向手背弯曲（图5-7），向手掌弯曲（图5-8），还原。	注意保持前臂处于垂直抬起的状态。
指关节被动活动训练	护理员一手固定患者手掌，另一手抓住手指，向手背伸展（图5-9）。	可以单个手指依次训练，也可以四个手指同时训练。
髋关节被动活动训练	（1）屈曲：患者取仰卧位，膝关节伸直，护理员一手握其踝关节，另一手按其膝关节上部，做髋关节屈曲，然后还原（图5-10）。 （2）伸展：患者取俯卧位，护理员一手抓握其踝关节上方，另一手从下方托住膝关节前部，用力向上方抬起，然后还原。	如果另一腿不能保持贴在床上，则可用另一手压住，或由另一人压住。
膝关节被动活动训练	屈曲、伸展：患者取仰卧位，护理员一手托其腘窝处，另一手握其踝关节上方，弯曲髋关节和膝关节，然后还原（图5-11）。	
踝关节被动活动训练	背屈、跖屈：患者取仰卧位，护理员一手固定其踝关节上方，另一手握住患者脚掌及外侧，用力向患者头部方向拉动即背屈（图5-12）。然后一手固定其踝关节上方，另一手下压足背即跖屈（图5-13）。	
整理用物	（1）协助患者取舒适体位。 （2）进行康复宣教。 （3）整理用物。	
准确记录	洗手，记录训练时间、内容及训练过程中的问题与处置等。	

5. 注意事项

（1）根据患者的肢体功能障碍情况选择康复训练方法，鼓励患者主动参与训练。

（2）每个关节的活动均在各个轴面上进行，并在最大角度时保持4～5s。每个方向的运动至少进行5～10遍，每日2次。

（3）护理员应动作轻柔、缓慢，逐步增大活动范围，保证在无痛范围内进行，以免造成软组织损伤。

（4）关节活动顺序应由近端至远端，从大关节至小关节依次进行。

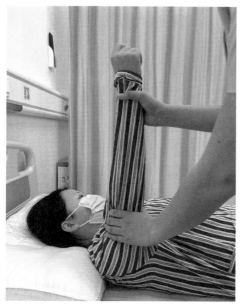

图 5-5 肩关节屈曲

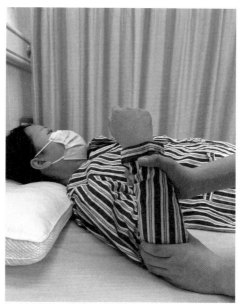

图 5-6 肘关节屈曲

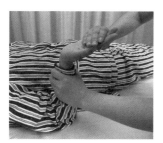

图 5-7 腕关节伸展

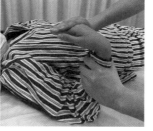

图 5-8 腕关节屈曲

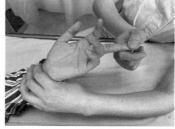

图 5-9 指关节伸展

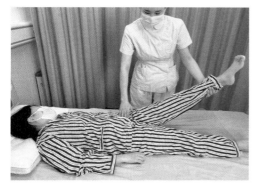

图 5-10 髋关节屈曲

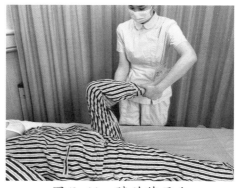

图 5-11 膝关节屈曲

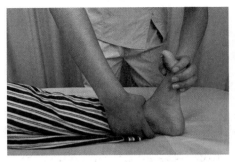
图 5-12　足背屈

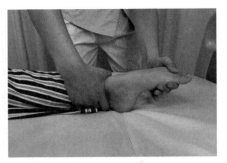
图 5-13　足趾屈

（5）护理员应采取规范的手法，一手固定其近端关节以防止代偿性运动，另一手在安全范围内尽量做接近正常范围的关节运动。

（6）关节有急性炎症、肿胀、骨折、异常活动时应终止训练。

（7）训练时间宜在两餐之间，避免在进餐后立即进行训练。

（二）　体位转换训练

1. 目的

防止长期卧床的患者出现压疮等并发症。

2. 评估要点

评估患者的意识、病情、配合程度。

3. 操作准备

（1）环境准备：环境整洁、宽敞、明亮、温湿度适宜，无障碍物。

（2）护理员准备：着装整洁，修剪指甲，洗净双手，佩戴口罩。

（3）患者准备：患者理解和配合。

（4）物品准备：床、枕头。

4. 操作步骤（表 5-3）

表 5-3　体位转换训练的操作步骤

操作步骤	操作方法	注意事项
沟通解释	（1）询问床号、姓名，了解身体状况。 （2）解释并取得配合。	
桥式运动	（1）双桥运动：患者仰卧，双腿屈曲，然后伸髋、抬臀，并保持（图 5-14）。 （2）单桥运动：患者患侧腿弯曲，伸直健侧腿，然后伸髋、抬臀，并保持。	训练时两腿之间可夹持枕头或其他物体。

续表

操作步骤	操作方法	注意事项
床上翻身 （主动）	向患侧翻身的方式如下。 （1）患者取仰卧位，双手采用 Bobath 握手（双手交叉相握，双掌心对称贴在一起，十指交叉，患侧拇指放于健侧之上），双手向上伸直与躯干呈 90°，保持肘、腕伸直，必要时护理员协助其固定肘关节。 （2）健腿弯曲膝关节，脚置于床面（图 5-15）。 （3）向患侧转动头和颈。 （4）健侧上肢和手伸向患侧。 （5）旋转躯干、腰部、骨盆并把健腿跨到患侧。 （6）协助患者进行良肢位摆放，使其处于舒适体位。向健侧翻身的方式如下。 （1）患者取仰卧位双手采用 Bobath 握手，双手向上伸直与躯干呈 90°，保持肘、腕伸直，必要时护理员协助其固定肘关节。 （2）将健侧腿插于患侧腿下方（图 5-16）。 （3）左右摆动双臂，带动身体摆动，健侧下肢用力协助患侧下肢随同摆动，利用摆动惯性将躯干和双上肢一起翻向健侧。 （4）协助患者进行良肢位摆放，使其处于舒适体位。	（1）不管转向患侧或健侧，整个活动都应先转头和颈，然后正确地连续转肩和上肢、躯干、腰、骨盆及下肢。 （2）确认床边留有足够的空间给患者翻身，以确保翻身后的安全和舒适。
卧坐转移训练	（1）患者转向患侧。 （2）健腿帮助患腿将双小腿放于床外。 （3）用健手和上肢支撑坐起（图 5-17）。 （4）移动躯体到直立坐位。 （5）保持直立坐位平衡。	
整理用物	（1）协助患者取舒适体位。 （2）进行康复宣教。 （3）整理用物。	
准确记录	洗手，记录训练时间内容及训练过程中的问题与处置等。	

5. 注意事项

（1）患者存在肢体感觉障碍，注意检查身下是否有异物、管路，保持床铺干净整洁，防止发生压力性损伤，注意观察患者患侧皮肤的情况。翻身前后应检查各种管路，确保管路安全，避免牵拉管路造成脱管。

（2）护理员应鼓励患者主动练习，增强其康复的信心。

（3）训练过程中，护理员始终在床旁保护患者的安全，防止坠床。

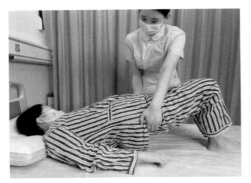

图 5-14　桥式运动

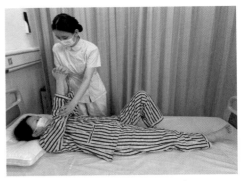

图 5-15　向患侧翻身

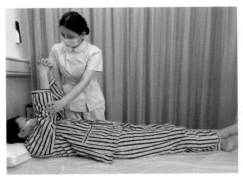

图 5-16　向健侧翻身

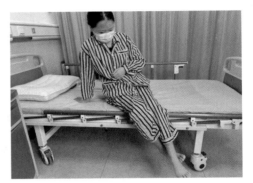

图 5-17　卧坐转移

（4）训练时应注意劳逸结合，避免过度训练导致异常的姿势产生。

（5）训练过程中，必要时护理员可给予患者协助，注意动作要缓慢、轻柔，避免牵拉肢体，防止关节损伤。

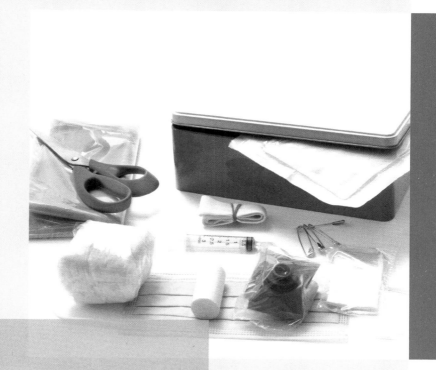

第六章
安全与急救照护

第一节　预防跌倒与急救照护

一、跌倒相关知识

（一）　跌倒的危险因素

1. 年龄因素

随着年龄逐渐增长，跌倒的风险呈上升趋势。

2. 疾病因素

有基础病、跌倒／晕厥史、住院期间需要卧床休息等情况的患者，应充分重视跌倒的预防。

3. 药物因素

服用降压、利尿、镇静、安眠、抗癫痫类药物者以及使用麻醉止痛剂、散瞳剂者。

4. 环境因素

地面湿滑、光线不充足、呼叫器远离枕边等。

5. 心理因素

部分老年患者不习惯依赖他人，过高估计自身活动能力。年轻患者也同样需要注意预防跌倒，因其安全防范意识相对薄弱。

（二）　跌倒的危害

跌倒可导致患者局部出血、骨折、软组织损伤，甚至颅内出血等不良事件。

二、跌倒的防范措施

（一）　设置安全标识

患者经护士评估有跌倒风险，床旁悬挂防跌倒警示标识，护理员需加强患者跌倒防护。

（二）　提供安全环境

（1）活动范围内保持明亮的光线，但光线不要太强，夜间开启走廊灯、地灯。

（2）病房内避免放置过多东西且随意摆放，移除环境中可能导致跌倒的安全隐患。常用物品放置在患者伸手可以触及的地方。

（3）保持室内外活动区域地面平整、干燥。

（4）病床高度要适中，必要时床两边要加床档，床、椅的轮子要固定。对意识不清、躁动的患者除床档保护外，必要时应使用约束带。

（三）　保障活动安全

（1）患者所穿服装、鞋尺码应合适，同时鞋底要防滑。有需要配镜的患者，佩戴适宜的眼镜。

（2）洗澡必须在病情允许的前提下，饥饿时、饱餐时不宜洗澡。洗澡水温度不宜过高，一般为 37 ~ 39℃，洗澡时间不宜过长。沐浴时使用座椅，变换体位动作不宜过快。

（3）卧床患者或老年患者起身，可做到"三部曲"，即平躺 30s 再坐起，坐起 30s 再站立，站立 30s 再行走。避免突然改变体位，尤其是夜间。

（4）指导、协助患者正确使用各种设备。如床头灯、坐式马桶、呼叫器、沐浴间紧急呼叫器等。

（5）指导行动不便的患者正确使用助行设备。如拐杖、轮椅等。

（6）上下楼梯要注意协助患者扶住扶手或手牵患者，指导患者看清地面再下脚，脚底要完全踏在台阶上再起步，不要同时跨过几级台阶。

（四）　加强沟通交流

（1）帮助患者熟悉住院环境，协助护士加强预防跌倒的健康教育宣传。

（2）加强与患者及其家属沟通，指导患者在有需要时（如出现头晕症状、步行、上厕所、洗漱、拿物品等情况）应寻求家属或护理员的帮助。

（3）患者活动强度需按照医生、护士的指导实施。

三、跌倒的急救照护

患者跌倒后，可能由于身体虚弱无法表达或无法起身，护理员需要保持冷静并掌握患者的状态，及时报告医护人员，配合做好相应处理，并告知医护人员患者跌倒的原因及经过。

（一） 外伤初步止血操作

1. 目的

压迫止血，保护伤口，减轻疼痛，预防感染。

2. 评估要点

（1）评估患者的年龄、意识状态、摔伤经过、摔伤情况。

（2）评估患者配合程度。

3. 操作准备

（1）环境准备：环境宽敞、明亮、安全。

（2）护理员准备：着装整洁，洗净双手，佩戴口罩。

（3）患者准备：理解并配合。

（4）物品准备：无菌纱布、绷带、胶布、剪刀、消毒剂、棉签。

4. 操作步骤（以肘部外伤为例）（表6-1）

表6-1 外伤初步止血（以肘部外伤为例）的操作步骤

操作步骤	操作方法	注意事项
沟通解释	（1）询问床号、姓名，了解受伤状况。 （2）解释并取得配合。	
安置体位	经评估可移动且意识清醒的患者，协助其移至床上或座椅上，取舒适体位，肘部屈曲90°呈功能位。	
皮肤消毒	（1）用棉签蘸消毒剂简单消毒伤口。 （2）用无菌纱布（或清洁手帕等）放在伤口正上方，覆盖伤口（图6-1）。	不能用手或脏物接触伤口，避免污染。
正确包扎	（1）包扎起始处应将绷带头压好，环形包扎两圈，以免松脱。 （2）根据伤口及伤肢情况采用"8"字形包扎法对肘部进行绷带包扎（图6-2）。 （3）最后固定绷带末端。	伤肢包扎松紧适宜，避免过紧或松脱。
病情观察	随时观察患者伤口出血情况、纱布渗血情况、包扎处皮肤反应、肢端血运情况，并了解患者有无其他不适。	
整理安置	协助患者取舒适体位。	

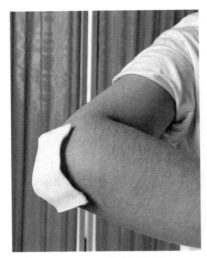
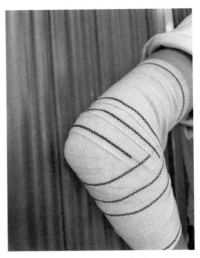

图 6-1 敷料覆盖 图 6-2 "8"字包扎

5. 注意事项

（1）现场包扎伤口时，先简单清创并覆盖无菌敷料，再行包扎，以减少伤口污染的机会。

（2）包扎时要使患者处于舒适体位，四肢包扎时应将患肢保持在功能位置。

（3）包扎时动作要轻巧、快捷，包扎要牢固、松紧适宜。

（二） 跌倒救护要点

（1）患者跌倒后，护理员原地呼叫护士，如患者意识清醒无明显不适，协助护士扶患者上床休息。

（2）如果患者意识丧失，避免搬动，在护士指导下协助护士缓慢放平患者，头偏向一侧。

（3）如果患者扭伤，在护士指导下进行局部冰敷；如果患者局部出血，协助护士进行外伤初步止血包扎；疑似有骨折发生，协助护士进行骨折初步固定。

第二节　预防坠床与急救照护

一、坠床相关知识

（一）　坠床的相关因素

（1）老年患者易发生坠床，主要与其平衡能力降低、视力减退、反应迟钝等因素有关。

（2）麻醉后未清醒、实施眼部手术、失明以及意识障碍、抽搐等状态的患者容易发生坠床。

（3）小儿患者，尤其未满6岁的儿童，因自我保护能力不足，易发生坠床。

（4）病房环境因素，如光线不够充足、呼叫器离枕边较远、病床过高、未放置床栏等易发生坠床。

（二）　坠床的危害

坠床可导致患者骨折、软组织损伤、外伤出血等不良事件。

二、坠床的防范措施

（一）　加强巡视看护

（1）长期卧床、年老体弱、偏瘫患者起身、下床应予以协助，指导患者变换体位需缓慢。

（2）将呼叫器放在患者易取处。

（3）对体重较重、身材较高的患者进行翻身或转移时，需两人甚至多人协助完成。

（4）加强巡视，对活动能力不佳的患者尽量陪护。

（5）对精神异常、躁动不安的患者应使用护栏及约束带。

（二）　提供安全环境

（1）患者日常物品放置在伸手可以触及的地方。

（2）病床高度适中，使用床档，并确保无松动，病床的轮子要固定。

三、常用保护具的使用方法

（一）　床档

常见有多功能床档、半自动床档及围栏式床档。

（二）　约束带种类

根据部位的不同，约束带可分为肩部约束带、手肘约束带或肘部保护器、约束手套、约束衣及膝部约束带等。

（1）宽绷带：用于固定手腕及踝部（图6-3）。

（2）肩部约束带：用于固定肩部，限制患者坐起。

（3）膝部约束带：用于固定膝部，限制患者下肢活动（图6-4）。

（4）尼龙搭扣约束带：用于固定手腕、上臂、踝部及膝部。操作简便、安全。

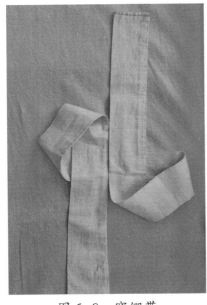

图6-3　宽绷带

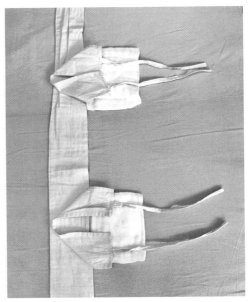

图6-4　膝部约束带

（三） 约束带使用操作

1. 目的

限制身体或约束肢体活动，保护躁动的患者，防止患者自伤或坠床。

2. 评估要点

（1）患者病情、意识状态、肢体活动状态，根据部位选择合适的约束带。

（2）患者及家属心理状态，取得患者及家属的知情同意。

（3）患者的局部皮肤及末梢血液循环，是否影响约束带使用。

3. 操作准备

（1）环境准备：环境安静、整洁、温湿度适宜。

（2）护理员准备：着装整洁，修剪指甲，洗净双手，佩戴口罩。

（3）患者准备：患者或家属知情同意。

（4）物品准备：按部位准备约束带、棉垫、纸、笔、手表。

4. 操作步骤（表 6-2）

表 6-2　约束带使用的操作步骤

操作步骤	操作方法	注意事项
沟通解释	（1）询问床号、姓名，了解身体及肢体状况。 （2）解释并取得配合。	
放置体位	保持患者肢体及各关节处于功能位，保证患者体位舒适。	
放置约束带	（1）宽绷带约束（图 6-5）：①用棉垫包裹手腕或踝部。②宽绷带打成双套结。③将约束带套于棉垫外，松紧适宜。④将绷带系于床缘。 （2）肩部约束（图 6-6）：①袖筒套于两侧肩部。②腋窝衬棉垫。③细带胸前固定，宽带系于床头。④必要时枕横立床头。 （3）膝部约束（图 6-7）：①膝部放置棉垫。②约束带横放于两膝上，两头带各固定一侧膝关节。③宽带两端系于床缘。	注意棉垫保护皮肤，约束带松紧要适宜，过紧损伤皮肤，过松无约束效果。
整理、观察记录	（1）整理床单位。 （2）记录使用约束带部位、时间、皮肤情况。 （3）每 2h 松解约束带并观察皮肤情况。	协助老年人经常更换体位。

5. 注意事项

（1）使用约束带时，首先应取得患者及家属的知情同意。保持肢体及各关

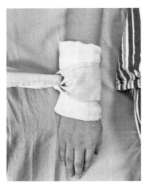
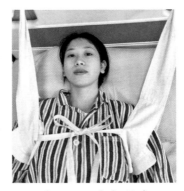
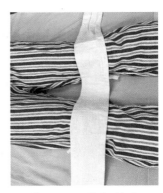

图 6-5　宽绷带约束　　　　图 6-6　肩部约束　　　　图 6-7　膝部约束

节处于功能位，并协助患者经常更换体位。

（2）约束带下须垫棉垫，固定松紧适宜，并定时松解，每2h放松约束带一次。注意观察受约束部位的末梢循环情况，每15min观察一次，发现异常及时处理。

（3）呼叫器放置在患者可触及处，注意加强看护。

四、坠床的急救照护

坠床是造成患者外伤和骨折的原因之一，一旦发现患者不慎坠床，不要急于挪动患者身体，应先让其顺势仰躺于地板。护理员应保持冷静并安慰患者，立即通知医护人员。协助医护人员查看患者全身情况和局部受伤状况，进行伤情初步判断。

第三节　预防噎食与急救照护

一、噎食相关知识

(一)　噎食的概念

噎食是指进食过程中，因吞咽障碍或未经充分咀嚼便下咽，导致食物团块不能下咽而阻塞食道，压迫呼吸道或者是误入气管，而常引起窒息。

(二)　噎食的危险因素

1. 年龄因素

老年患者生理功能退化，同时常伴有各种脑血管疾病或食管病变，导致咀嚼功能和吞咽功能下降。

2. 疾病因素

各种脑血管疾病可造成吞咽反射迟钝，引起吞咽动作不协调。其他常见疾病，例如帕金森、阿尔茨海默病、胃癌、食管癌、慢性心力衰竭、慢性支气管炎等，都可引起吞咽困难。

3. 食物因素

食物干燥或黏性大，如年糕、麻团、粽子等，不易咀嚼、难以下咽，易发生噎食。

(三)　噎食窒息的识别

噎食窒息通常是食物误入气道造成气道阻塞的紧急情况，如不立刻处理，往往危及生命。表现为患者在进食过程中突然发生严重呛咳（气道完全阻塞则不能呛咳）、呼吸困难、无法说话、表情痛苦，并常不由自主手掐咽喉部呈"V"形手势，同时出现面色苍白或青紫等一系列临床表现。

二、噎食的防范措施

（一） 动态观察

动态观察患者进食吞咽困难的变化，若在进食过程中出现噎食窒息表现，护理员需第一时间判断，做出正确的处理。

（二） 正确进食

1. 进食环境

避免在嘈杂的环境进食，保持情绪平静，进食时少说话，避免大声说笑或是看电视。

2. 进食准备

牙齿缺损的患者在进餐前安装活动义齿，方便嚼碎食物，利于吞咽。

3. 进食种类

选择易消化、易咀嚼和吞咽食物，避免进食煮鸡蛋、粽子、汤圆等干燥或黏性较大的食物以及坚果、葡萄等颗粒状的食物，可以将食物处理后小口分食，嘱咐患者仔细咀嚼再吞下，避免一次一大口。

4. 进食体位

非卧床患者进食，采取坐位；卧床患者喂食，尽量采取坐位或半坐卧位，抬高床头不少于30°。进食时，让患者头向下低，避免仰头进食或吃药等。患者进食后应保持坐位至少半小时。

5. 进食速度

嘱咐患者进食时细嚼慢咽，放慢速度，减少食量，适当喝水，促进唾液分泌。

三、噎食的急救照护

判断患者发生噎食窒息，应保持镇定，立即通知医护人员，并及时实施海姆立克急救操作。

1. 目的

（1）解除气道异物梗阻。

（2）恢复自主呼吸。

2. 评估要点

（1）评估患者意识状态、年龄、身形情况，选择正确的海姆立克手法。

（2）了解意识清醒患者心理状态，避免患者情绪紧张。

3. 操作准备

（1）环境准备：环境安静，光线适宜。

（2）护理员准备：熟悉海姆立克急救手法。

（3）患者准备：意识清醒患者能够配合操作。

（4）物品准备：纸巾。

4. 操作步骤（表6-3）

表 6-3　噎食急救照护的操作步骤

操作步骤	操作方法	注意事项
确定急救方法	评估患者意识状态、年龄、身形情况，选择正确的海姆立克手法。	
实施海姆立克急救法	（1）腹部冲击法（神志清醒者）：①施救者站在患者身后，双臂环抱患者腰部。②一手握拳，拳眼朝内，拇指侧置于腹部正中肚脐上两横指位置（图6-8），另一手握住拳头，双手向内、向上快速有力冲击，反复实施（图6-9）。③提醒患者低头张口，以便异物排出。 （2）胸部冲击法（极度肥胖者或孕妇）：①施救者站在患者身后，双臂环抱患者胸部。②一手握拳，拳眼朝内，拇指侧置于胸骨中线，避开剑突和肋骨下缘，另一手握住拳头，向后冲击，反复实施。③检查口腔是否有异物冲出，并取出。	（1）操作时尤其注意把握冲击力度。 （2）如果患者意识丧失，应立即实施心肺复苏术。
判断救护效果	观察异物排出情况及患者反应。	
整理安置	帮助患者擦拭口角，安置舒适体位。	

5. 注意事项

（1）尽快识别气道梗阻是抢救成功的关键。

（2）实施海姆立克急救操作时要用力冲击才有效，用力方向和位置要正确，否则救治无效。

（3）密切观察患者的意识、呼吸、面色等变化，如果患者意识丧失，应立即实施心肺复苏术，按 30 ∶ 2 的按压通气比例操作。

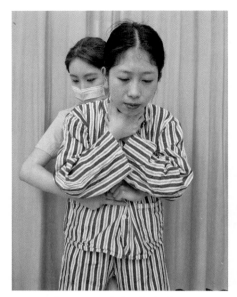
图 6-8　腹部冲击定位

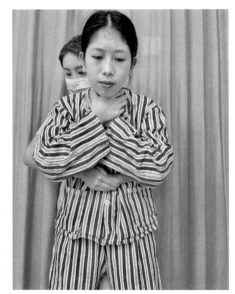
图 6-9　腹部冲击

第四节 预防误吸与急救照护

一、误吸相关知识

(一) 误吸的危险因素

1. 生理因素

发生误吸的患者以高龄患者居多。

2. 疾病因素

脑血管疾病、神经肌肉病变、肺部感染、意识障碍等患者易发生误吸。

(二) 误吸的危害

误吸是引起患者吸入性肺炎的主要原因，甚至可能造成患者窒息、死亡。

二、误吸的防范措施

(一) 防范误吸危险

（1）患者经护士评估有误吸风险，护理员需加强误吸防护。

（2）患者是否进食及进食途径、进食种类、进食量需按照医生、护士的指导实施。

(二) 加强进食照护

1. 进食准备

进食前 30min 停止其他活动。

2. 进食体位

（1）尽量采取坐位或半卧位，卧位患者应至少床头抬高 30°。

（2）进食后不宜立即平卧休息，应保持坐位或半卧位 30min 以上。

（3）如在喂食过程中出现呛咳现象应立即停止进食，侧卧位或俯身，轻叩胸背部将食物咳出，并及时向医护人员报告。

（4）给偏瘫卧床患者喂食，可取仰卧位，头部前屈，偏瘫侧肩部以枕垫起，护理员位于患者健侧喂食。

3. 食物选择

避免进食黏稠、干硬的食物及汤类流质，以糊状食物为主。

4. 进食量及速度

（1）进食不宜过快、过急，咽下一口，再吃一口。

（2）神志不清者，每喂一口要先用餐具或食物碰一下患者的口角，然后将食物送进口里，每勺食物量不要太多，速度不要太快，出现作呕，暂停进食。

5. 进食环境

避免患者情绪紧张与激动时进食，向家属强调不要在进餐时与患者讲话，以免患者注意力分散引起误吸。从睡眠中刚清醒的患者，应该在意识完全清晰后再喂食。

6. 鼻饲

（1）护理员准备好鼻饲用物，由护士进行鼻饲操作。

（2）护理员协助患者摆好体位，抬高床头 30°～45°，无法坐起者可协助取右侧卧位，抬高床头大于 30°，鼻饲后要保持抬高床头 0.5～1h。

（3）护理员要知晓胃管外露长度及固定松紧度的观察。

三、误吸的急救照护

在喂食或鼻饲时，如患者发生呼吸困难应立即停止进食，通知护士。注意患者口腔内有无义齿，有义齿者应将义齿取出，以免引起口腔损伤。当患者处于昏迷状态，可使患者处于侧卧位，同时协助护士进行负压吸引清理呼吸道，并观察患者面色、呼吸、神志等情况。

第五节　预防烫伤与急救照护

一、烫伤相关知识

（一）　烫伤的定义

烫伤通常是指由于热液、蒸汽等所引起的组织损伤。另外一种是低温烫伤，指长时间接触高于体温的低热物体所引起的烫伤，通常指温度为 41 ～ 60℃的致伤因子作用于机体较长时间而造成的皮肤甚至皮下组织的损害。

（二）　烫伤的危险因素

1. 生理因素

包括年龄、生活自理能力及全身皮肤情况。皮肤随年龄增长而变薄，皮肤张力、感觉功能、再生机能降低或减弱，皮肤血运减慢，易造成烫伤。生活自理能力随着年龄增长而下降，容易出现烫伤的危险。

2. 疾病因素

如神经功能受损、肢体功能障碍，导致感觉迟钝，热和痛觉不敏感。意识障碍、阿尔茨海默病患者不能正确表达自己的感受，在应用冷疗或热疗时易引起皮肤损伤。

二、烫伤的防范措施

（1）将病房中暖水瓶妥善放置，防止烫伤患者。

（2）对于感觉功能减退的患者，例如神志不清、脑卒中后遗症等，禁止使用热水袋、电热毯加温保暖。

（3）为患者进行烤灯照射或热敷时，应全程监护，严密观察用热部位有无红肿、疼痛等，严格掌握热疗时间。

（4）热汤、热粥、热水应放置在患者不能触及的地方，喂饭、喂水应严格掌握进食温度，以防烫伤。

（5）患者沐浴时做好水温控制。热水泡脚时，不同患者需区别对待。偏瘫患者应先放入健侧脚，无烫感后再放入患侧脚；截瘫患者及糖尿病患者应先用温度计测量水温，水温不超过 37℃，条件不具备，也可将手放入水中 5min 以上，如果没有烫感则可以使用。泡脚时间不宜过长，一般以 5～10min 为宜。

三、烫伤的急救照护

发现患者意外烫伤，应立即去除热源，即刻报告医护人员，协助医护人员冷水冲洗烫伤部位 30min，无法冲洗者可局部冰敷。如果隔着衣服，迅速用剪刀剪开。

（1）Ⅰ度烫伤损伤最轻，烫伤皮肤发红、明显触痛、有渗出或水肿。轻压受伤部位时局部变白，但没有水疱。不必再特殊治疗，可涂抹一些烫伤油膏。

（2）Ⅱ度烫伤损伤较深，皮肤有水疱，水疱底部呈红色或白色，充满清澈黏稠的液体。触痛敏感，压迫时变白。处理措施如下：有水疱者，如果水疱未破，应给予保护，避免破溃，协助护士在无菌条件下采取抽吸的方法，清除水疱内的液体，这样可以保持水疱皮肤的完整。待愈合后去除，这样做有利于再生创面的修复。对深Ⅱ度烫伤的水疱，不论感染与否，都应该去除腐皮以避免感染。

（3）Ⅲ度烫伤损伤最深。表面发白、变软或者呈黑色、炭化皮革状。偶尔有水疱，烫伤区的毛发很容易拔出，感觉减退。烫伤区域一般没有痛觉。处理措施提倡暴露疗法，必要时外科手术治疗。暴露疗法时，应保持室内卫生，定时流通空气，做好床旁接触隔离，接触创面时必须注意无菌操作。如创面有渗出物，随时用消毒棉球吸干，保持创面干燥，床单或纱布垫如被浸湿，应随时更换，避免发生感染。

第六节　预防管路滑脱与应急照护

一、管道滑脱相关知识

管道滑脱主要是指胃管、尿管、引流管、气管插管、气管切开、中心静脉导管和经外周置入中心静脉导管（PICC）等管路的脱落。管道滑脱可造成患者损伤、住院天数延长、患者花费增加，甚至危及患者生命导致死亡。

二、管道滑脱的防范措施

（一）　确定高危人群

由护士对置管的患者进行管路滑脱高危因素评估，确定管路滑脱危险评分，是否为高危人群。

（二）　熟悉管路类型

护理员需熟悉管路类型。高危管路，如气管插管、气管切开套管等；中危管路，如空肠营养管、各种造瘘管（胃/肠/肾/膀胱）、伤口引流管等；低危管路，如胃管、导尿管、肛管等。

（三）　熟悉管路标识

护士规范使用管路标签，清晰标注名称、置管日期、置管/维护人，对折粘贴于管路适当处（不影响患者舒适度及管路安全，便于观察处）。护理员应在护士指导下熟悉管路标识。

（四）　妥善固定、密切观察

（1）护理员在护士指导下熟悉各种管路固定位置的观察。例如，气管插管或气管切开患者应用固定带系紧管道后绕于耳后妥善固定导管（经口插管者包括对牙垫的固定），固定带应以伸进一指为宜；股静脉置管固定于大腿内侧；颈静脉置管应固定于耳后；胸管、腹腔负压引流管应选择适宜患者的胸带/腹带，

保持胸带 / 腹带固定的适度松紧，用别针将导管固定于胸带 / 腹带上。

（2）护理员注意观察管路固定、管路接口处连接牢固妥当，若发现患者出汗、敷贴卷边、固定松脱等及时通知护士进行加固，或更换敷贴或胶带。

（3）协助患者床上变换体位（如翻身、活动、进食、排便等）时，注意管路固定是否牢固，引流装置妥善放置正确位置。注意预留适宜长度，防止牵拉，防止管路受压、扭曲、打折。

（4）患者躁动时，护理员应注意防范患者自行拔管，必要时配合护士实施安全、有效地保护性身体约束，并加强看护。

（五）　加强沟通

与患者及家属加强沟通交流，了解患者心理及留置管路耐受情况，注意患者卧位舒适、冷暖等，及时满足患者翻身、大小便、进食等生活护理需求。协助护士进一步做好留置管路必要性宣教。

三、管道滑脱的初步处理

（一）　胃管、尿管脱出

发现胃管、尿管脱出，护理员要立即通知医护人员，同时安抚、观察患者，不可擅自将管路回纳。

（二）　PICC、中心静脉导管脱出

发现 PICC、中心静脉导管脱出，应立即用无菌棉签或无菌纱布按压穿刺处，防止出血过多。同时立即通知医护人员，安抚、观察患者。

（三）　胸腔闭式引流管脱出

发现胸腔闭式引流管导管脱出，应立即将插管处皮肤对捏紧实；发现胸腔闭式引流管连接处脱落，应立即用血管钳双向夹闭或紧急情况下反折近端导管。同时立即通知医护人员，安抚、观察患者。

（四）　腹腔引流管脱出

发现腹腔引流管脱出，应立即用无菌敷料覆盖，并按压伤口。同时立即通知医护人员，安抚、观察患者。

第七节 停电及火灾应急预案

一、停电应急预案

（1）通知停电后，立即做好停电准备，备好应急灯、手电等；如有抢救患者使用动力电器时，需找替代的方法。

（2）突然停电后，开启应急灯照明，维持抢救工作。

（3）与电工班联系，查询停电原因，尽量排除故障或开启应急发电系统。

（4）护理员协助护士观察患者病情变化。安抚患者，同时注意防火、防盗。

二、火灾应急预案

（1）立即报告保卫科、院总值班。

（2）立即用放在病房的灭火器扑灭火焰，防止火情扩散。

（3）发现火情无法扑救，马上拨打119火警电话，告知火灾的准确方位。

（4）关好邻近房间的门窗，减少火势扩散速度。

（5）安定患者情绪，协助有序撤离疏散到安全地带，撤离时使用安全通道，切勿乘电梯，防止因断电致撤离不成功。若烟雾较浓，可使用湿毛巾捂住口鼻，身体靠墙贴近地面行走进行撤离。

第八节　心肺复苏术

一、心肺复苏相关知识

（一）　心搏骤停的概念

心搏骤停是指心脏射血功能的突然停止，引起全身组织器官缺血、缺氧。

（二）　心搏骤停的临床表现

（1）意识突然丧失，或全身短暂性抽搐。

（2）血压测不出、脉搏摸不到。

（3）叹息样呼吸或呼吸停止。

（4）皮肤苍白或发绀。

（5）双侧瞳孔散大。

（三）　心搏骤停最常见的心电图表现

心搏骤停时常见的心律失常有四种：心室颤动、无脉性室性心动过速、无脉性电活动和心室停搏。其中最常见的为心室颤动（图6-10）。

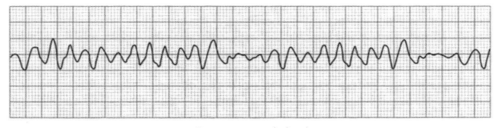

图6-10　心室颤动

二、心肺复苏术操作

1. 目的

（1）对呼吸心搏骤停患者所采取的紧急救助措施。

（2）恢复自主呼吸，建立人工循环，以达到恢复生命。

2. 评估要点

（1）环境：确定环境安全。

（2）意识：观察患者有无反应，判断意识。

（3）呼吸：观察胸廓起伏情况，判断有无呼吸或有效呼吸。

（4）脉搏：触摸大动脉搏动（护理员可不评估脉搏）。

3. 操作准备

（1）环境准备：环境宽敞、安全。

（2）护理员准备：熟悉心肺复苏技术。

（3）物品准备：按压板、脚垫、纱布、记录纸、笔、手表。

4. 操作步骤（表 6-4）

表 6-4　心肺复苏术的操作步骤

操作步骤	操作方法	注意事项
评估环境	环顾四周，解除不安全因素，确定环境安全。	必要时做好自身防护。
评估意识	轻拍患者双肩，靠近耳边，分别对双耳大声呼叫患者，观察患者有无反应，判断意识（图 6-11）。	大声呼喊，不要摇晃患者。
启动抢救	判断患者无意识，立即通知医护人员。	
评估呼吸和脉搏	观察患者胸廓起伏情况，判断有无呼吸或有效呼吸，时间不超过 10s（图 6-12）。	护理员无需评估脉搏。
记录时间	记录开始抢救的时间。	
安置体位	（1）患者仰卧在硬板床上。 （2）去枕，患者身体无扭曲，将双上肢放置在身体两侧，解开衣服，暴露胸壁（图 6-13）。	
胸外心脏按压	（1）定位两乳头连线的中点（图 6-14）。 （2）双手掌根部重叠置于按压部位，手指抬离胸壁（图 6-15），两臂伸直，肩、肘、腕关节呈一条直线，利用上半身的重量垂直向下按压（图 6-16）。 （3）按压频率为 100 ～ 120 次 /min，成人按压深度 5 ～ 6cm。 （4）进行 30 次胸外心脏按压。	（1）手臂伸直，并与胸壁垂直。 （2）控制按压频率及深度。

续表

操作步骤	操作方法	注意事项
开放气道	（1）检查口鼻腔，清除分泌物（图6-17）。 （2）左手小鱼际置于患者前额，使头后仰，右手的食指和中指置于下颌侧缘，向上抬起下巴，使成人下颌、耳垂的连线与地面成90°（图6-18）。	患者有假牙需取下。需充分开放气道。
人工呼吸	（1）捏住患者鼻孔。 （2）正常吸一口气，将患者的口完全包住，缓慢吹气（图6-19），吹气时间达到1s；吹气完，放松鼻孔。 （3）再重复吹气一次。	吹气时眼睛余光看胸廓是否起伏。不要大力吹气，防止过度通气。
判断复苏效果	5个循环后判断呼吸、脉搏是否恢复，如未恢复，再次进行5组30：2胸外按压及人工通气，直至复苏成功或医护人员达到现场。	

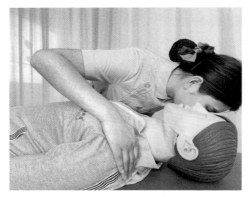

图6-11 评估意识

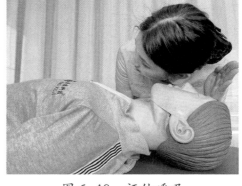

图6-12 评估呼吸

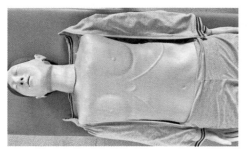

图6-13 安置体位

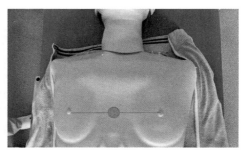

图6-14 按压部位

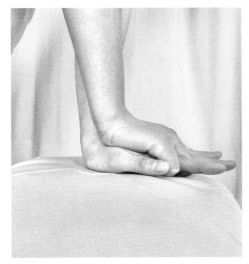

图 6-15　掌根重叠

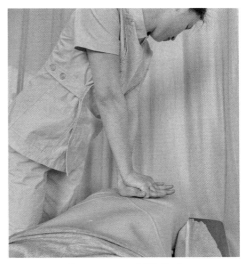

图 6-16　两臂伸直

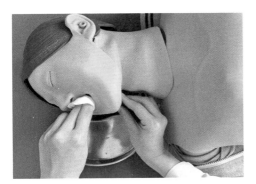

图 6-17　清除分泌物

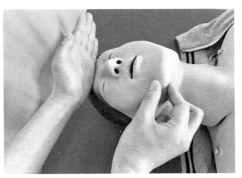

图 6-18　开放气道

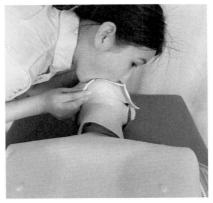

图 6-19　人工呼吸

5. 注意事项

（1）避免判断心跳、呼吸时间过长，时间不超过 10s。

（2）避免人工呼吸送气量过大，注意每次送气时间需达到 1s。

（3）避免胸外按压过程中手离开按压部位。

（4）避免按压间隙倚靠在患者胸壁。

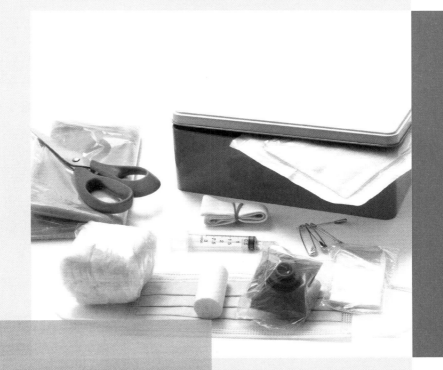

第七章
安宁疗护

第一节　安宁疗护内容

一、安宁疗护的概述

自 1967 年西塞莉·桑德斯博士在英国建立了世界上第一所现代临终关怀医院以来，临终关怀运动在世界的兴起和实践催生并推动了安宁疗护的发展，满足了临终患者和家属多样化、多层次的需求，体现了医学的进步、社会的文明发展及对生命尊严和价值的重视。安宁疗护是一种自愿接受的医疗护理服务，关注患者及其家属的生命质量和尊严，重视患者生理、心理、社会和灵性的需求，帮助患者舒适、安详、有尊严离世而获得"优逝"。

二、安宁疗护的命名和概念

（一）　命名

安宁疗护又称为临终关怀、安宁疗法、宁养照护、宁养服务、善终服务等。2016 年我国政协教科文卫体委员会建议统一名称为"安宁疗护"。"安宁"即安宁疾病痛苦，"疗护"即疗护生命尊严。

（二）　概念

2015 年世界卫生组织对安宁疗护的定义：安宁疗护是一种改善面临威胁生命疾病的患者及其家属的生命质量的方法，主要通过早期识别、评估和治疗疼痛及其他生理、心理、社会和灵性问题，预防和缓解他们的痛苦。

三、安宁疗护的内涵和理念

（一）　内涵

安宁疗护重视生命并承认死亡是一种正常过程，既不加速也不延后死亡，为疾病终末期患者提供解除临终痛苦和不适的办法。安宁疗护在疾病的早期即可实施，以整个医疗团队的合作来处理患者及其家属的需求，并可与延长生命的化学治疗、放射治疗等临床治疗一起进行。安宁疗护的目标人群主要是临终患者，为其提供必要的对症支持治疗、舒适护理、家庭照顾指导、心理舒缓及灵性服务，尽量减少患者痛苦；并为患者提供支持系统，帮助患者尽可能以积极的态度生活，使其舒适、平静、有尊严地离世；同时为其家庭提供支持服务，协助家属能够面对患者的疾病过程及其哀伤历程，提高患者及家属的生命质量。

（二）　"五全"理念

1. 全人

临终患者的护理不只是了解疾病或减轻身体的痛苦，还要综合考虑其所处的环境、希望、害怕、信仰等问题。全人照顾就是指身、心、灵的整体照顾，以提高生命质量和减轻痛苦为首要目标，而不是继续进行无效医疗来延长患者的痛苦。

2. 全家

患者生病死亡，其家属也必将经历一场灾难。因此，安宁疗护提供全家照顾，帮助家属学习照顾技巧，缓解患者痛苦；并对患者家属进行有效的心理疏导，缓解家属面对亲人即将离去而引发的悲伤。

3. 全程

安宁疗护的范围，不仅包括从患者接受住院治疗、居家照护一直到患者死亡，还包括家属的哀伤辅导，让家属的创伤减至最低，最大限度减少和避免发生后遗症。

4. 全队

安宁疗护由一支训练有素的工作团队完成，成员包括医生、护理人员、营养师、心理师、药师、宗教师、社工及志愿者等。团队成员分工合作，共同照顾患者及家属。

5. 全社区

安宁疗护由起初的临床治疗照顾角色发展至社区照护，将安宁疗护概念推广至社区，使民众有正确认知并参与生命教育。建立社会化的安宁疗护体制，使患者不仅在医疗机构可获得安宁疗护，而且返回社会后在社区和家里都可得到不间断的持续照护。

第二节 安宁疗护的照护要点

安宁疗护实践以临终患者和家属为中心，以多学科协作模式进行，主要内容包括疼痛及其他症状控制，舒适照护，心理、精神及社会支持等。

一、症状控制

（一） 疼痛

1. 照护要点

护理员为临终患者提供安静、舒适的环境，根据疼痛的部位协助临终患者采取舒适的体位；协助医护人员进行疼痛评估，遵医嘱给予止痛药物缓解疼痛；协助临终患者服药后应当注意观察药物疗效和不良反应；鼓励临终患者主动讲述疼痛，告知临终患者及家属减轻和避免疼痛的其他方法，包括音乐疗法、注意力分散法、自我暗示法等放松技巧。

2. 注意事项

止痛治疗是安宁疗护治疗的重要部分，临终患者应在医务人员指导下进行止痛治疗，规律用药，不能自行调整剂量和方案。

（二） 呼吸困难

1. 照护要点

护理员为临终患者提供安静、舒适、洁净、温湿度适宜的环境，根据病情取坐位或半卧位，改善通气，以临终患者自觉舒适为原则；每日摄入适度的热量，根据营养支持方式做好口腔护理；保持呼吸道通畅，痰液不易咳出者采用胸背部叩击、雾化吸入等方法，协助临终患者有效排痰；对吸氧的临终患者做好用氧安全教育；指导临终患者有计划地进行休息和活动。

2. 注意事项

呼吸困难通常会引发临终患者的烦躁、焦虑、紧张，护理员要注意安抚和鼓励临终患者。

（三）　恶心、呕吐

1. 照护要点

护理员在临终患者出现恶心、呕吐的前驱症状时，协助临终患者取坐位或侧卧位，防止临终患者误吸；及时清理呕吐物，为临终患者更换清洁衣物和床单；记录临终患者的每日出入量、体重等情况，必要时监测生命体征；临终患者剧烈呕吐时暂禁饮食，遵医嘱补充水分和电解质。

2. 注意事项

护理员要采用适度的言语或非言语安抚临终患者，帮助清理呕吐物，尽早纠正诱因及使用对症处理药物，预防误吸、消化道出血、心脏事件等。

（四）　厌食 / 恶病质

1. 照护要点

护理员每天为临终患者提供不同的食物，增加食欲，在进餐时减少任何可能导致情绪紧张的因素；少量多餐，在临终患者需要时提供食物，将食物放在临终患者易拿到的位置；提供临终患者喜爱的、并且不需太过咀嚼的流质或半流质食物；必要时遵医嘱予以营养支持。

2. 注意事项

护理员要充分考虑到临终患者的情绪，不能强迫其进餐；充分与家属沟通，取得信任和配合；注意食物的搭配与口感。

二、舒适照护

舒适照护包括营造温馨病室环境，保持床单位整洁，做好口腔护理、皮肤和头发清洁护理，协助进食和饮水，做好大小便及会阴护理，及时更换卧位等。

三、心理支持和人文关怀

心理支持的目的是恰当应用沟通技巧与临终患者建立信任关系，引导临终患者面对和接受疾病状况，帮助临终患者应对情绪反应，鼓励临终患者和家属参与，尊重临终患者的意愿进行决策，让其保持乐观顺应的态度度过生命终期，从而舒适、安详、有尊严离世。